Das Power Ayurveda Kochbuch:

365 Tage voller nährender und verjüngender Rezepte | Entdecken Sie die Geheimnisse der ayurvedischen Küche für Entgiftung und Vitalität

Jutta Lauterbach

Inhaltsübersicht

Einführung
Die Weisheit der ayurvedischen Küche erschließen

Willkommen in der fesselnden Welt von "The Power Ayurveda Cookbook", einer Odyssee, die die herkömmlichen Grenzen von Kochbüchern überschreitet. Auf diesen Seiten laden wir Sie ein, sich auf eine transformative Reise in die tiefe Weisheit des Ayurveda zu begeben - ein ehrwürdiges System, das nicht nur den Körper nährt, sondern auch den Geist und die Seele pflegt. Dieses Buch ist weit mehr als eine bloße Rezeptsammlung, es ist ein Tor zu einem Lebensstil, der die therapeutische Kraft der Nahrung feiert und die zeitlosen Prinzipien des ganzheitlichen Wohlbefindens umarmt.

Aufbruch zu einer Reise in die alte Weisheit

Ayurveda, oft als "Wissenschaft vom Leben" bezeichnet, hat seine Wurzeln in der uralten Weisheit des indischen Subkontinents. Im Laufe der Jahrtausende hat sie sich zu einer umfassenden Philosophie entwickelt, die alle Aspekte unserer Existenz miteinander verknüpft. Wahre Gesundheit ist im ayurvedischen Kontext nicht nur die Abwesenheit von Krankheit, sondern ein harmonisches Gleichgewicht, das körperliches, geistiges, emotionales und spirituelles Wohlbefinden umfasst.

In diesen einführenden Kapiteln tauchen wir in die Ursprünge des Ayurveda ein und enträtseln den historischen Wandteppich, aus dem dieses ganzheitliche System hervorging. Von seinen vedischen Wurzeln bis hin zu seiner Entwicklung zu einer tiefgreifenden Wellness-Philosophie erforschen wir, wie Ayurveda die Zeiten überdauert hat. Seine Widerstandsfähigkeit liegt in seiner Fähigkeit, zeitlose Einsichten zu bieten, die seine Relevanz in unserem schnelllebigen, modernen Leben widerspiegeln.

Die Essenz des ayurvedischen Kochens enthüllt

Im Verlauf unserer Reise tauchen wir in das Herz der ayurvedischen Küche ein - eine kulinarische Kunstform, die über die bloße Nahrungsaufnahme hinausgeht. Die sechs Geschmacksrichtungen - süß, sauer, salzig, bitter, scharf und adstringierend - werden zu unserer Palette für Gesundheit. Diese Geschmacksrichtungen leiten uns bei der Zubereitung von Mahlzeiten, die nicht nur die Sinne erfreuen, sondern auch das Gleichgewicht unserer einzigartigen Konstitution wiederherstellen.

Neben den lebendigen Aromen erforschen wir auch die Bedeutung der Achtsamkeit in der Küche. In der ayurvedischen Tradition ist das Kochen keine banale Aufgabe, sondern ein heiliger Akt - eine Gelegenheit, unsere Sinne einzubeziehen, uns mit den Zutaten zu verbinden und jede Mahlzeit mit Absicht und Liebe zu erfüllen.

Warum "Das Power Ayurveda Kochbuch"?

In einer Welt voller Modediäten und flüchtiger Wellness-Trends ist "The Power Ayurveda Cookbook" ein Leuchtfeuer dauerhafter Weisheit. In diesem Buch geht es nicht nur darum, was man kochen soll, sondern es ist eine tiefgründige Erforschung dessen, warum wir kochen und wie sich die Entscheidungen, die wir in der Küche treffen, auf alle Bereiche unseres Lebens auswirken.

Mit seinen detaillierten Rezepten, praktischen Ratschlägen und einer Fülle von Informationen gibt Ihnen dieses Buch die Möglichkeit, Ayurveda nicht als einschränkendes Programm, sondern als eine befreiende Philosophie zu begreifen. Es lädt Sie ein, den Reichtum des Lebens in all seinen Dimensionen zu genießen. Egal, ob Sie ein erfahrener Koch oder ein Küchenneuling sind, diese Seiten bieten Ihnen einen Fahrplan, um Ausgeglichenheit, Vitalität und eine tiefere Verbindung mit der nährenden Essenz der Nahrung zu kultivieren.

Wenn Sie die Seiten von "The Power Ayurveda Cookbook" umblättern, entdecken Sie nicht nur Rezepte, sondern einen ganzheitlichen Leitfaden für das Leben - eine Einladung, sich auf eine Reise zu begeben, bei der jede Mahlzeit zu einem Schritt hin zu einer lebendigeren, harmonischeren Existenz wird. Entschlüsseln Sie mit uns die Geheimnisse der ayurvedischen Küche und begeben Sie sich auf einen Weg des Wohlbefindens, der über die Grenzen der Küche hinausgeht und jeden Aspekt Ihres Seins berührt. Möge dies ein Fest des Essens, der Gesundheit und der Kunst, gut zu leben, werden.

Kapitel 1
Umarmung mit Ayurveda: Eine Reise zu ganzheitlichem Wohlbefinden

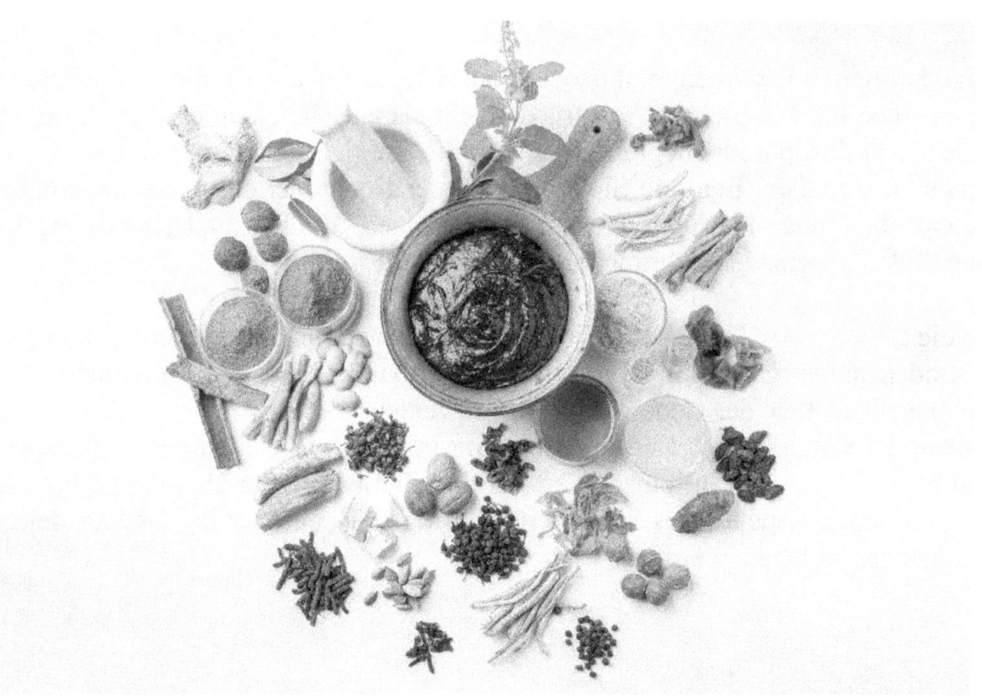

Die Ursprünge des Ayurveda

Ayurveda, ein altehrwürdiges System, das oft als "Wissenschaft des Lebens" bezeichnet wird, kann auf eine mehr als 5.000 Jahre alte Tradition im Herzen des alten Indiens zurückblicken. Durchdrungen von einer tiefen kulturellen und philosophischen Resonanz ist die Entstehungsgeschichte des Ayurveda ein faszinierender Wandteppich, der aus den heiligen Fäden der Veden, insbesondere dem Rigveda und Atharvaveda, gewebt wurde. Er zeugt von einem tiefgreifenden Verständnis der komplexen Dynamik des Lebens und dem Streben nach ganzheitlichem Wohlbefinden.

In den ursprünglichen Gefilden des alten Indiens entstand Ayurveda als eine Quelle tiefgreifender Weisheit, von der man glaubt, dass sie erleuchteten Weisen während Zuständen tiefer Meditation offenbart wurde. Dieser göttliche Ursprung verleiht dem Ayurveda eine transzendente Qualität und erhebt ihn über ein bloßes Medizinsystem hinaus zu einer heiligen Wissenschaft.

Die Etymologie des Begriffs "Ayurveda" selbst bringt das Wesen dieser alten Disziplin auf den Punkt. Das aus dem Sanskrit stammende Wort "Ayur" bedeutet Leben, während "Veda" für Wissen oder Wissenschaft steht. Insgesamt verkörpert Ayurveda die "Wissenschaft vom Leben" oder das "Wissen vom Leben" und unterstreicht damit seinen ganzheitlichen Ansatz für die Gesundheit, bei dem das Zusammenspiel von Körper, Geist und Seele die Grundlage für das Wohlbefinden bildet.

An der Spitze der ayurvedischen Literatur steht die "Charaka Samhita", die dem ehrwürdigen Weisen Charaka zugeschrieben wird. Dieses monumentale Werk wurde um das 6. Jahrhundert v. Chr. verfasst und dient als Kompendium des ayurvedischen Wissens, das nicht nur medizinische Theorien, sondern auch philosophische Erkenntnisse über die Natur des Lebens und der Gesundheit enthält. Gleichzeitig befasst sich die Sushruta Samhita", die Sushruta zugeschrieben wird, ausführlich mit chirurgischen Techniken und medizinischen Präparaten und verleiht dem ganzheitlichen Ethos des Ayurveda eine praktische Dimension.

Doch die ersten Kapitel des Ayurveda beschränkten sich nicht auf Manuskripte und theoretische Abhandlungen, sondern entfalteten sich als lebendige Praxis im Gefüge der alten indischen Gemeinschaften. Seine Prinzipien durchdrangen das tägliche Leben, leiteten die Ernährungsgewohnheiten, beeinflussten die Wahl des Lebensstils und förderten ein tiefes Verständnis für die natürliche Welt.

Während sich der Fluss der Zeit durch die Epochen schlängelte, entwickelte sich der Ayurveda weiter und harmonisierte mit den verschiedenen philosophischen Strömungen, indem er sich in die kulturelle Vielfalt Indiens einfügte. Er überwand regionale Grenzen, passte sich den lokalen Traditionen an und bewahrte gleichzeitig seine Kernlehren. Durch die Ebbe und Flut der Geschichte hindurch behielt Ayurveda seine grundlegenden Prinzipien bei, wobei dem Gleichgewicht der drei Doshas - Vata, Pitta und Kapha - als Schlüssel zu dauerhafter Gesundheit und Ausgeglichenheit größte Bedeutung beigemessen wird.

Im Wesentlichen sind die Ursprünge des Ayurveda eine Symphonie aus spiritueller Einsicht, scharfer Beobachtungsweisheit und pragmatischem Wissen, die in einem ganzheitlichen System gipfelt, das über die Jahrhunderte hinweg Resonanz findet. Ayurveda lädt uns ein, eine uralte Weisheit zu erforschen, die Gesundheit nicht nur als Abwesenheit von Krankheit betrachtet, sondern als eine dynamische, harmonische Integration des Individuums in die kosmischen Rhythmen des Universums.

- **Ayurvedische Prinzipien für ein ausgeglichenes Leben**

Das Fundament des Ayurveda liegt in seinen tiefgreifenden Prinzipien, die einen ganzheitlichen Fahrplan für ein ausgeglichenes Leben bieten, das den komplizierten Tanz von Körper, Geist und Seele harmonisiert. Verwurzelt in uralter Weisheit, dienen diese Prinzipien als zeitlose Leitfäden, die die Kunst der Kultivierung von Wohlbefinden in jedem Aspekt des Lebens enthüllen.

1. Die Doshas verstehen: Der Bauplan der Individualität

Im Mittelpunkt der ayurvedischen Philosophie steht das Konzept der Doshas - Vata, Pitta und Kapha -, die als elementare Energien die physiologischen und psychologischen Funktionen steuern. Jeder Mensch besitzt eine einzigartige doshische Konstitution, die seine körperlichen, geistigen und emotionalen Eigenschaften beeinflusst. Das Gleichgewicht dieser Doshas ist der Eckpfeiler des ayurvedischen Lebens.

2. Die sechs Geschmacksrichtungen: Eine Palette für die Gesundheit

Der Ayurveda kennt sechs Geschmacksrichtungen - süß, sauer, salzig, bitter, scharf und adstringierend -, die jeweils spezifische Eigenschaften haben, die die Doshas beeinflussen. Die Einbeziehung einer Vielzahl von Geschmacksrichtungen in die Mahlzeiten sorgt für eine abgerundete und nährstoffreiche Ernährung, die den unterschiedlichen Bedürfnissen von Körper und Geist gerecht wird.

3. Ausrichtung auf die Rhythmen der Natur

Ayurveda legt Wert darauf, sich auf die natürlichen Rhythmen des Tages und der Jahreszeiten einzustellen. Die Ausrichtung der täglichen Aktivitäten, wie Essen und Schlafen, auf die Ebbe und Flut der natürlichen Zyklen fördert das Gleichgewicht. Das Erkennen der Auswirkungen der jahreszeitlichen Veränderungen auf die Doshas ermöglicht eine proaktive Anpassung von Ernährung und Lebensstil.

4. Agni nähren: Das Verdauungsfeuer

Agni, das Verdauungsfeuer, ist im Ayurveda von zentraler Bedeutung. Die Aufrechterhaltung eines robusten Agni gewährleistet eine effiziente Verdauung und Aufnahme von Nährstoffen und verhindert die Ansammlung von Giftstoffen. Achtsames Essen, die Auswahl verträglicher Nahrungsmittelkombinationen und die Einbeziehung verdauungsfördernder Kräuter sind grundlegend für die Förderung von Agni.

5. Gleichgewicht zwischen Routine und Ruhe

Ein gut strukturierter Tagesablauf, oder Dinacharya, ist ein wesentlicher Bestandteil des ayurvedischen Lebens. Dazu gehören Praktiken wie das Aufwachen mit der Sonne, die Durchführung von Selbstpflegeritualen und die Festlegung regelmäßiger Essens- und Schlafzeiten. Ein harmonisches Gleichgewicht zwischen Aktivität und Ruhe fördert die Stabilität von Körper und Geist.

6. Geist-Körper-Verbindung: Yoga und Meditation

Ayurveda erkennt die untrennbare Verbindung zwischen geistigem und körperlichem Wohlbefinden an. Praktiken wie Yoga und Meditation dienen als wirksame Mittel, um den Geist zu harmonisieren, Stress abzubauen und die allgemeine Vitalität zu steigern. Die Anpassung dieser Praktiken an die individuellen doshischen Bedürfnisse fördert einen ganzheitlichen Ansatz für die Gesundheit.

7. Sattva kultivieren: Der Zustand der Harmonie

Ayurveda fördert die Kultivierung von Sattva, einem Zustand der Klarheit, Reinheit und Harmonie. Die Wahl von Gedanken, Handlungen und Nahrungsmitteln, die Sattva fördern, verbessert die geistige Klarheit, das emotionale Wohlbefinden und das spirituelle Wachstum und trägt so zu einem ausgewogenen und zielgerichteten Leben bei.

8. Ayurvedische Selbstmassage (Abhyanga):

Bei der Abhyanga handelt es sich um eine Selbstmassage mit warmen, pflanzlichen Ölen. Dieses wohltuende Ritual pflegt nicht nur die Haut, sondern beruhigt auch das Nervensystem, fördert die Durchblutung und hilft, angesammelten Stress und Spannungen abzubauen.

9. Ayurvedische Entgiftung (Panchakarma):

Panchakarma ist ein Entgiftungsprozess, der darauf abzielt, Giftstoffe (Ama) aus dem Körper zu entfernen. Dieser therapeutische Ansatz umfasst Praktiken wie Ölmassage, Kräuterdampf und spezielle Diäten. Die regelmäßige Durchführung von Panchakarma unterstützt die allgemeine Gesundheit und Verjüngung.

10. Saisonale Reinigung und Anpassung des Lebensstils:

Der Ayurveda kennt die Auswirkungen der jahreszeitlichen Veränderungen auf die Doshas. Die Anpassung der Ernährung, der Bewegung und des Tagesablaufs an die Jahreszeiten hilft, das Gleichgewicht zu erhalten. Bevorzugen Sie zum Beispiel im Sommer leichtere Lebensmittel und im Winter wärmere, erdende Lebensmittel.

11. Kräutertees und Aufgüsse:

Die Verwendung von ayurvedischen Kräutertees und -aufgüssen kann eine therapeutische Wirkung haben. Tees aus Kräutern wie Ingwer, Kurkuma und Tulsi können die Verdauung fördern, Entzündungen lindern und ein Gefühl von Wärme und Behaglichkeit vermitteln.

12. Ayurvedische Atemtechniken (Pranayama):

Pranayama-Praktiken wie Nadi Shodhana (Wechselatmung mit den Nasenlöchern) und Kapalbhati (Schädelatmung) sind ein wesentlicher Bestandteil des Ayurveda. Diese Techniken verbessern die Gesundheit der Atemwege, gleichen die Energie aus und fördern einen ruhigen und konzentrierten Geist.

13. Ayurvedische Schönheits- und Hautpflegerituale:

Die ayurvedischen Schönheitspraktiken betonen die natürliche Hautpflege mit Zutaten wie Honig, Kurkuma und Sandelholz. Die äußere Anwendung von ayurvedischen Ölen und Pasten kann eine strahlende Haut fördern, während die innere Ernährung zu einem gesunden Glanz beiträgt.

14. Achtsame Essenspraktiken:

Neben dem Geschmack fördert Ayurveda auch das achtsame Essen. Während der Mahlzeiten präsent zu sein, die Aromen zu genießen und auf Hunger- und Sättigungssignale zu achten, fördert eine tiefere Verbindung mit dem Essen und verbessert die Verdauung.

15. Ayurvedische Psychologie und emotionales Wohlbefinden:

Im Ayurveda wird der Einfluss von Emotionen auf die Gesundheit anerkannt. Praktiken wie Selbstreflexion, die Kultivierung positiver Emotionen und ein ausgewogener Lebensstil tragen zu emotionaler Widerstandsfähigkeit und geistigem Wohlbefinden bei.

16. Ayurvedische pflanzliche Ergänzungsmittel:

In Absprache mit einem Ayurveda-Praktiker kann die Einnahme von Kräuterergänzungen bestimmte Ungleichgewichte beheben. Kräuter wie Ashwagandha, Triphala und Brahmi werden häufig verwendet, um verschiedene Aspekte der Gesundheit zu unterstützen.

17. Ökologische Harmonie:

Ayurveda dehnt seine Grundsätze auf das Umweltbewusstsein aus. Ein Leben in Harmonie mit der Natur beinhaltet Praktiken wie umweltfreundliches Leben, nachhaltige Entscheidungen und die Verbindung mit der natürlichen Welt für das allgemeine Wohlbefinden.

Die Integration dieser zusätzlichen ayurvedischen Prinzipien in das tägliche Leben kann den ganzheitlichen Ansatz für ein ausgeglichenes Leben weiter bereichern und eine tiefere Verbindung mit sich selbst und der Umgebung fördern.

Wenn man sich diese ayurvedischen Prinzipien zu eigen macht, begibt man sich auf eine transformative Reise in Richtung ganzheitlicher Gesundheit, bei der bewusste Entscheidungen mit den angeborenen Rhythmen der Natur in Einklang gebracht werden, um das Gleichgewicht von Körper, Geist und Seele zu fördern. Ayurveda ist ein zeitloser Wegweiser und bietet einen Teppich aus Weisheit, der in das tägliche Leben eingeflochten werden kann, um nachhaltiges Wohlbefinden zu erreichen.

- **Die Verbindung zwischen Geist und Körper im Ayurveda**

Ayurveda, dessen Wurzeln tief in der alten Weisheit verwurzelt sind, erkennt die tiefgreifende Wechselwirkung zwischen Geist und Körper an. Dieses ganzheitliche Heilsystem betrachtet Geist und Körper nicht als isolierte Einheiten, sondern als miteinander verbundene Facetten eines vereinten Ganzen. Das Verständnis der Geist-Körper-Verbindung im Ayurveda enthüllt einen nuancierten Ansatz für das Wohlbefinden, der über das Physische hinausgeht und in die Bereiche der Emotionen, Gedanken und des Bewusstseins eindringt.

1. Die drei Gunas: Sattva, Rajas und Tamas

Ayurveda beschreibt die Konstitution des Geistes durch die Linse der drei Gunas - Sattva (Reinheit, Harmonie), Rajas (Aktivität, Leidenschaft) und Tamas (Trägheit, Lethargie). Das Gleichgewicht dieser Gunas ist für das geistige Gleichgewicht von zentraler Bedeutung. Sattvische Praktiken wie Meditation und achtsames Leben fördern Klarheit und Harmonie.

2. Doshas und mentale Konstitutionen

Jedes Dosha - Vata, Pitta und Kapha - übt einen einzigartigen Einfluss auf die geistigen Eigenschaften aus. Vata steuert Kreativität und Bewegung, Pitta beeinflusst Intellekt und Konzentration, und Kapha trägt zu Stabilität und emotionalem Wohlbefinden bei. Das Verständnis der eigenen doshischen Konstitution bietet Einblicke in mentale Tendenzen und optimale Praktiken für das Gleichgewicht.

3. Emotionen und körperliche Gesundheit

Ayurveda erkennt den Einfluss von Emotionen auf die körperliche Gesundheit an. Unterdrückte Emotionen können sich, wenn sie nicht angesprochen werden, als Ungleichgewichte in den Doshas manifestieren und Organe und Systeme beeinträchtigen. Die achtsame Verarbeitung von Emotionen durch Praktiken wie Tagebuchschreiben oder Beratung wird zu einem integralen Bestandteil des ganzheitlichen Wohlbefindens.

4. Prana und Lebensenergie

Das Konzept des Prana, der Lebenskraft, unterstreicht die dynamische Verbindung zwischen Atem, Geist und Körper. Ayurvedische Praktiken wie Pranayama (Atemkontrolle) verbessern den Fluss des Prana und fördern geistige Klarheit, emotionales Gleichgewicht und körperliche Vitalität.

5. Ayurvedische Psychologie und psychisches Wohlbefinden

Die ayurvedische Psychologie befasst sich mit den Feinheiten des Geistes und betont die Bedeutung der Psychohygiene. Praktiken wie Selbsterkenntnis, positive Affirmationen und ein bewusstes Leben tragen zu emotionaler Widerstandsfähigkeit und psychischem Wohlbefinden bei.

6. Yoga und Meditation als Körper-Geist-Praktiken

Yoga und Meditation, integrale Bestandteile des Ayurveda, dienen als wirksame Instrumente zur Förderung der Verbindung zwischen Geist und Körper. Yogastellungen (Asanas) verbessern die körperliche Kraft und Flexibilität, während Meditation die geistige Stille und den inneren Frieden fördert. Zusammen erzeugen sie einen Synergieeffekt, der das ganzheitliche Wohlbefinden fördert.

7. Der Einfluss der Ernährung auf die Psyche

Im Ayurveda wird der Einfluss der Ernährung auf den geistigen Zustand anerkannt. Nahrungsmittel können bestimmte Doshas entweder verschlimmern oder besänftigen und so die Stimmung und die kognitiven Funktionen beeinflussen. Die Wahl einer auf die eigene Doshakonstitution abgestimmten Ernährung trägt zu geistiger Ausgeglichenheit und Klarheit bei.

8. Ayurvedische Rituale für mentale Harmonie

Im Ayurveda sind die täglichen Rituale (sadhana) darauf ausgerichtet, geistige Harmonie zu schaffen. Praktiken wie Selbstmassage (abhyanga), Einölen der Kopfhaut (shirodhara) und sensorische Verjüngung (sattvische Musik, Aromatherapie) tragen zu einem ruhigen und ausgeglichenen Geisteszustand bei.

9. Achtsames Leben jenseits der Matte

Ayurveda erweitert die Verbindung zwischen Geist und Körper auf das tägliche Leben. Ein achtsamer Lebensstil beinhaltet bewusste Entscheidungen in Beziehungen, bei der Arbeit und in der Freizeit und fördert ein Umfeld, das geistiges und emotionales Wohlbefinden unterstützt.

Das Verständnis des komplizierten Tanzes zwischen Geist und Körper im Ayurveda enthüllt einen umfassenden Ansatz für die Gesundheit - einen, der körperliche Vitalität, emotionale Belastbarkeit und eine harmonische Verbindung mit dem Selbst und der Welt umfasst. Diese ganzheitliche Perspektive lädt den Einzelnen dazu ein, sich auf eine transformative Reise zu optimalem Wohlbefinden zu begeben und die Weisheit des Ayurveda in sein Leben zu integrieren.

Die Essenz des ayurvedischen Kochens

Im pulsierenden Teppich der ayurvedischen Küche bildet das Konzept der sechs Geschmacksrichtungen, bekannt als Shad rasa, eine tragende Säule. Weit über den bloßen sensorischen Genuss hinaus stellen diese Geschmacksrichtungen eine Symphonie von Aromen dar, die sorgfältig orchestriert wurden, um das Gleichgewicht und das Wohlbefinden im komplizierten Tanz zwischen Körper und Geist zu fördern.

1. Süß (Madhura): Im Kontext des Ayurveda geht Süße über den zuckersüßen Reiz von Süßspeisen hinaus. Der süße Geschmack verkörpert Nahrung und Zufriedenheit und bietet eine erdende und beruhigende Energie. Er findet seinen Ausdruck in einer Vielzahl von Lebensmitteln wie Obst, Getreide und Wurzelgemüse. Wenn dieser Geschmack mit Bedacht eingesetzt wird, besänftigt er die Doshas Vata und Pitta und vermittelt ein Gefühl von Stabilität und emotionaler Zufriedenheit.

2. Säuerlich (Amla): Der saure Geschmack regt die Verdauung an und bereichert die Geschmacksprofile mit seinen würzigen Noten. Der saure Geschmack, der in Zitrusfrüchten, Tomaten und fermentierten Lebensmitteln reichlich vorhanden ist, hat die Fähigkeit, das Vata-Dosha zu beruhigen und das Verdauungsfeuer, Agni, zu entfachen. Es ist jedoch Vorsicht geboten, da ein Übermaß an Saurem möglicherweise das Pitta-Dosha verschlimmern kann, so dass ein empfindliches Gleichgewicht bei der Einarbeitung erforderlich ist.

3. Salzig (Lavana): Neben seiner kulinarischen Bedeutung spielt Salz eine wichtige Rolle bei der Aufrechterhaltung des Elektrolytgleichgewichts und der Unterstützung von Verdauungsprozessen. Dieser Geschmack, der aus Meersalz, Algen und natürlich salzigen Lebensmitteln gewonnen wird, erweist sich als vorteilhaft für die Beruhigung des Vata-Dosha. Dennoch ist Mäßigung der Schlüssel, da ein übermäßiger Salzkonsum sowohl Pitta- als auch Kapha-Doshas hervorrufen kann.

4. Bitter (Tikta): Der bittere Geschmack, der oft mit Grünzeug, Kurkuma und Bittermelone assoziiert wird, hat entgiftende und kühlende Eigenschaften. Er hat die Kraft, das Blut zu reinigen, die Verdauung zu fördern und die Doshas Pitta und Kapha auszugleichen. In der ayurvedischen Weisheit verleiht die Aufnahme von Bitterstoffen in die Mahlzeiten eine leichte und reinigende Wirkung, die mit den Prinzipien des ganzheitlichen Wohlbefindens übereinstimmt.

5. Scharf (Katu): Der scharfe Geschmack, der von Gewürzen wie Chili, Knoblauch und schwarzem Pfeffer herrührt, dient als Katalysator für die Verdauung, befreit von Stauungen und fördert den Kreislauf. Schärfe, wenn sie mit Bedacht eingesetzt wird, beruhigt das Kapha-Dosha und begünstigt Vata. Dennoch ist Mäßigung angesagt, denn ein Übermaß an Schärfe kann unbeabsichtigt Pitta verschlimmern.

6. Adstringierend (Kashaya): Die Adstringenz, die in Lebensmitteln wie Hülsenfrüchten, Äpfeln und Granatäpfeln zu finden ist, verleiht ihnen eine charakteristische trocknende und tonisierende Eigenschaft. Dieser Geschmack erweist sich als vorteilhaft, um überschüssige Feuchtigkeit auszugleichen, was ihn besonders günstig für die Befriedung des Kapha-Dosha macht. Darüber hinaus kann es in angemessenen Mengen angewendet werden, um Vata- und Pitta-

Ungleichgewichte anzugehen, und verkörpert so den nuancierten Ansatz, der der ayurvedischen Weisheit innewohnt.

Das Gleichgewicht der Geschmäcker: Die Kunst des ayurvedischen Kochens

Die Kunst des ayurvedischen Kochens geht über den kulinarischen Bereich hinaus und entwickelt sich zu einer achtsamen und therapeutischen Praxis, die die sechs Geschmacksrichtungen harmonisiert, um den individuellen doshischen Bedürfnissen gerecht zu werden. Dieser kulinarische Ansatz zielt nicht nur darauf ab, die Geschmacksnerven zu verführen, sondern auch den Körper zu nähren, die Doshas auszugleichen und eine optimale Gesundheit zu fördern.

1. Mahlzeiten auf das Dosha abstimmen: Die Kenntnis der eigenen Dosha-Konstitution ermöglicht einen individuellen Ansatz bei der Essensplanung. Vata-Personen finden in süßen und salzigen Geschmäckern vielleicht Erdung und Trost, während Pitta-Personen von kühlenden und bitteren Aromen profitieren. Kapha-Personen wiederum fühlen sich von der Wärme und der Stimulation durch scharfe und adstringierende Geschmäcker angesprochen.

2. Saisonale Anpassungen: Die ayurvedische Küche ist von Natur aus auf den Einfluss der Jahreszeiten auf den Körper abgestimmt. Die Anpassung der Mahlzeiten an die Verfügbarkeit von saisonalen Produkten und Wetterbedingungen stellt sicher, dass der Körper die richtigen Geschmäcker erhält, um das ganze Jahr über im Gleichgewicht zu bleiben. Leichte, kühlende Nahrungsmittel im Sommer und wärmende, erdende Nahrungsmittel im Winter sind Beispiele für diese jahreszeitliche Weisheit.

3. Achtsame Kombinationen: Die Kunst des ayurvedischen Kochens liegt im achtsamen Kombinieren von Geschmäckern. Sich ergänzende Kombinationen schaffen ein harmonisches Erlebnis für den Gaumen und unterstützen eine effiziente Verdauung. Süße und bittere Geschmäcker können zum Beispiel kunstvoll kombiniert werden, um ein Gleichgewicht herzustellen, während die Vermeidung von unverträglichen Kombinationen dazu beiträgt, mögliche Verdauungsbeschwerden zu vermeiden.

4. Das Ritual des Essens: Ayurveda legt großen Wert auf das gesamte Esserlebnis. In einer ruhigen, achtsamen Umgebung zu essen und jeden Bissen zu genießen, trägt zu einer verbesserten Verdauung bei. Indem man dem Körper erlaubt, die durch die sechs Geschmacksrichtungen bereitgestellten Nährstoffe vollständig aufzunehmen, stellt man eine tiefere Verbindung zu dem Akt der Selbsternährung her.

5. Kochmethoden für Ausgewogenheit: In der ayurvedischen Küche werden verschiedene Methoden wie Sautieren, Dämpfen und Garen angewandt, um die den Zutaten innewohnenden Eigenschaften zu erhalten. Jede Methode wird unter Berücksichtigung eines bestimmten doshischen Einflusses ausgewählt, um bestimmte Geschmacksrichtungen je nach den individuellen Bedürfnissen zu verstärken oder auszugleichen.

Im Wesentlichen geht die ayurvedische Küche über die bloße Zubereitung und den Verzehr von Lebensmitteln hinaus; sie wird zu einer achtsamen und therapeutischen Praxis. Durch die kunstvolle Kombination der sechs Geschmacksrichtungen werden Mahlzeiten zubereitet, die nicht nur den Gaumen sättigen, sondern auch zur Ausgeglichenheit und Vitalität von Körper und Geist beitragen. Die Essenz der ayurvedischen Küche liegt nicht nur in den Aromen selbst, sondern in der Absicht, der Weisheit und der Harmonie, mit der diese Geschmäcker in das Gewebe der täglichen Ernährung eingewoben werden.

- **Die Doshas verstehen: Ihre einzigartige Konstitution**

Im komplizierten Geflecht des Ayurveda dient das Konzept der Doshas als Leitfaden, der sich durch die Komplexität der individuellen Konstitution und Gesundheit zieht. Doshas sind elementare Energien, die verschiedene physiologische und psychologische Funktionen steuern und jeden Menschen zu einem einzigartigen und nuancierten Wesen formen. Sich in das Verständnis der Doshas zu vertiefen, bedeutet, sich auf eine Reise der Selbstentdeckung zu begeben und die Geheimnisse der eigenen Natur zu entschlüsseln.

1. Vata: Die Essenz von Luft und Äther

Vata, das die Qualitäten von Luft und Äther verkörpert, ist die Kraft, die für Bewegung, Kreativität und Kommunikation zuständig ist. Menschen mit einer vorherrschenden Vata-Konstitution neigen dazu, lebhaft, phantasievoll und schlagfertig zu sein. Ein Ungleichgewicht kann sich jedoch in Form von Angstzuständen, Unruhe und Verdauungsproblemen äußern. Zum Ausgleich von Vata gehört die Förderung der Stabilität durch warme, nährende Lebensmittel, Routine und Praktiken, die ein Gefühl der Erdung vermitteln.

2. Pitta: Das innere Feuer

Pitta, das für die Elemente Feuer und Wasser steht, regelt den Stoffwechsel, die Verdauung und die Transformation. Menschen mit einer dominanten Pitta-Natur sind oft antriebsstark, scharfsinnig und verfügen über einen starken Intellekt. Wenn Pitta im Ungleichgewicht ist, kann es zu Reizbarkeit, Entzündungen und Verdauungsstörungen führen. Kühlende Lebensmittel, Achtsamkeitspraktiken und ein ausgewogener Tagesablauf helfen, überschüssiges Pitta zu beruhigen und die Harmonie wiederherzustellen.

3. Kapha: Irdische Stabilität

Kapha, verwurzelt in den Elementen Erde und Wasser, sorgt für Struktur, Stabilität und Schmierung von Körper und Geist. Menschen mit einer vorherrschenden Kapha-Konstitution neigen dazu, ruhig, pflegend und körperlich robust zu sein. Ein Ungleichgewicht kann jedoch zu Lethargie, Gewichtszunahme und Stagnation führen. Um Kapha auszugleichen, ist es wichtig, leichte, warme und belebende Elemente in den Lebensstil und die Ernährung einzubauen.

4. Dosha Wechselspiel: Der einzigartige Wandteppich von dir

Jeder Mensch hat zwar ein primäres Dosha, aber das Zusammenspiel von Vata, Pitta und Kapha schafft eine einzigartige und dynamische Konstitution. Das Verständnis dieses Zusammenspiels enthüllt die nuancierten Aspekte der Individualität und beleuchtet nicht nur die eigenen Stärken, sondern auch mögliche Bereiche des Ungleichgewichts. Diese Selbsterkenntnis dient als Kompass, der den Einzelnen zu Entscheidungen führt, die das Gleichgewicht und das Wohlbefinden fördern.

5. Saisonale Einflüsse: Navigieren im Rhythmus der Natur

Der Ayurveda kennt die Auswirkungen der jahreszeitlichen Veränderungen auf das doshische Gleichgewicht. Vata neigt dazu, sich in der kalten und trockenen Jahreszeit zu verschlimmern, Pitta während der Hitze und Kapha bei feuchten und kalten Bedingungen. Die Anpassung des Lebensstils, der Ernährung und der Selbstfürsorge an die Jahreszeiten unterstützt die Aufrechterhaltung des doshischen Gleichgewichts während des ganzen Jahres.

Navigieren Sie durch Ihre Dosha-Blaupause: Praktische Schritte

Um Ihre einzigartige Dosha-Konstitution zu verstehen, bedarf es einer Mischung aus Selbstreflexion, Beobachtung und manchmal auch der Beratung durch einen Ayurveda-Praktiker. Hier sind praktische Schritte, um Ihren Dosha-Bauplan zu navigieren:

1. Dosha-Selbstreflexion: Denken Sie über Ihre natürlichen Tendenzen nach, sowohl körperlich als auch geistig. Betrachten Sie Ihr Energieniveau, Ihre Verdauung, Ihr Schlafverhalten und Ihre emotionalen Reaktionen. Achten Sie auf wiederkehrende Ungleichgewichte oder Herausforderungen.

2. Ayurvedische Fragebögen: Ayurvedische Online- oder Offline-Fragebögen können wertvolle Einblicke in Ihre Doshakonstitution geben. Diese Fragebögen fragen oft nach Ihren körperlichen Eigenschaften, Persönlichkeitsmerkmalen und Lebensgewohnheiten, um Ihr dominantes Dosha zu bestimmen.

3. Konsultation eines Ayurveda-Praktikers: Um ein umfassenderes Verständnis zu erlangen, sollten Sie einen Ayurveda-Praktiker konsultieren. Er kann eine gründliche Untersuchung durchführen und dabei Ihre Krankengeschichte, Ihren aktuellen Gesundheitszustand und Ihre spezifischen Anliegen berücksichtigen, um Ihnen individuelle Empfehlungen zu geben.

4. Achtsame Beobachtung: Achten Sie darauf, wie Ihr Körper und Ihr Geist auf verschiedene Lebensmittel, Umgebungen und tägliche Routinen reagieren. Achten Sie auf die Auswirkungen der jahreszeitlichen Veränderungen auf Ihr Wohlbefinden. Diese achtsame Beobachtung bildet einen kontinuierlichen Dialog mit Ihrer doshischen Konstitution.

5. Maßgeschneiderte Lebensstil-Entscheidungen: Mit den Erkenntnissen über Ihre Dosha-Konstitution können Sie bewusste Entscheidungen für Ihren Lebensstil treffen, die auf Ihre individuellen Bedürfnisse abgestimmt sind. Dies kann bedeuten, dass Sie Ihren Tagesablauf anpassen, Lebensmittel wählen, die Ihr Dosha ausgleichen, und ayurvedische Praktiken wie Selbstmassage (Abhyanga) und Meditation einbeziehen.

Indem Sie die Feinheiten der Doshas enträtseln, begeben Sie sich auf eine Reise der Selbsterkenntnis und Ermächtigung. Das Verständnis Ihrer einzigartigen Konstitution ermöglicht es Ihnen, das Leben mit Weisheit zu meistern und Entscheidungen zu treffen, die Ausgeglichenheit, Vitalität und Wohlbefinden fördern. Ayurveda wird in seiner Essenz zu einem persönlichen Führer, der den Weg zu optimaler Gesundheit durch die Linse Ihres individuellen Dosha-Bauplans enthüllt.

- **Die Rolle des Verdauungsfeuers (Agni)**

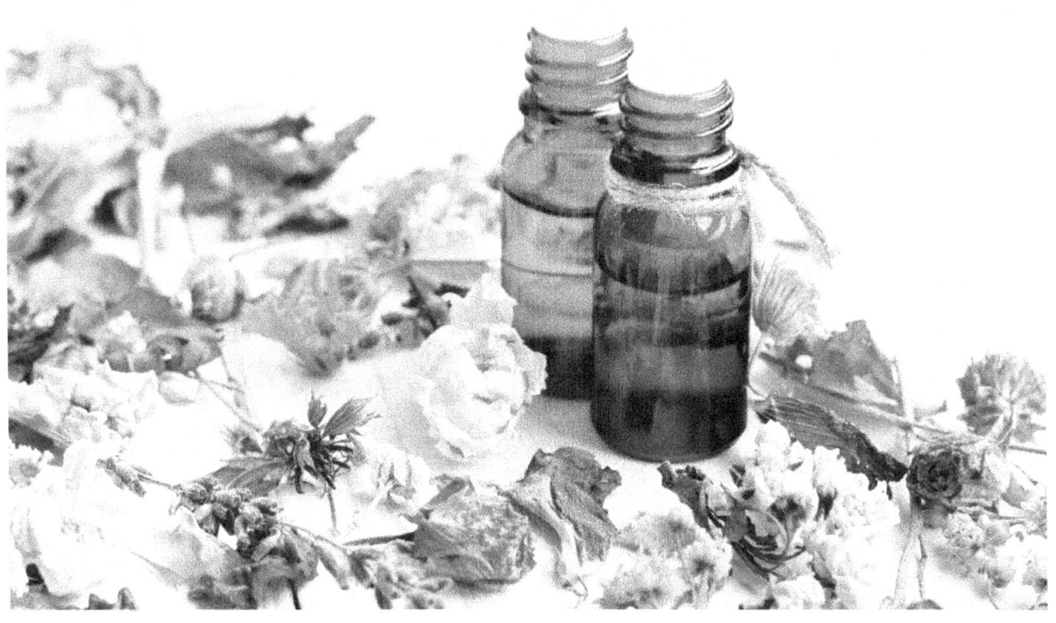

In der tiefgründigen Weisheit des Ayurveda ist das Konzept von Agni, das oft auch als Verdauungsfeuer bezeichnet wird, von zentraler Bedeutung für das Verständnis der komplizierten Prozesse des Körpers bei der Verdauung, der Assimilation und dem allgemeinen Wohlbefinden. Agni, das die transformative Kraft im Inneren symbolisiert, ist die Flamme, die nicht nur die Verdauung der Nahrung, sondern auch die Assimilation von Erfahrungen, Emotionen und Gedanken steuert. Die Rolle von Agni zu erforschen bedeutet, den Kern der ayurvedischen Philosophie und den Weg zu lebendiger Gesundheit zu beleuchten.

1. Agni als Katalysator für die Verdauung:

Agni befindet sich in seiner physischen Manifestation im Verdauungssystem, insbesondere im Magen und Dünndarm. Es ist die Kraft, die die Aufspaltung der aufgenommenen Nahrung in ihre elementaren Bestandteile in Gang setzt und so die Extraktion der Nährstoffe ermöglicht. Dieser Prozess ist entscheidend für die Ernährung des Gewebes und die Aufrechterhaltung der Energie des Körpers.

2. Die drei Formen von Agni:

Ayurveda kennt drei primäre Formen von Agni, die jeweils eine bestimmte Rolle spielen:

- **Jatharagni (Verdauungsfeuer):** Jatharagni befindet sich im Magen und regelt die anfängliche Verdauung der Nahrung.
- **Bhutagni (Elementares Feuer):** Wirkt auf der zellulären Ebene, nimmt Nährstoffe auf und wandelt sie in die Bausteine des Körpers um.
- **Dhatvagni (Gewebsfeuer):** Regelt die Aufnahme von Nährstoffen in bestimmte Gewebe und sorgt dafür, dass jeder Teil des Körpers die benötigte Nahrung erhält.

3. Das ausgeglichene Agni:

Wenn Agni ausgeglichen ist, ist die Verdauung effizient, und der Körper kann den maximalen Nutzen aus der aufgenommenen Nahrung ziehen. Ein ausgeglichenes Agni trägt zu lebendiger Gesundheit, Energie und zur Vorbeugung von Verdauungsproblemen bei.

4. Anzeichen für ausgeglichenes Agni:

- **Regelmäßiger Appetit:** Ein ausgeglichenes Agni äußert sich in einem beständigen und angemessenen Appetit, der mit den Bedürfnissen des Körpers übereinstimmt.
- **Zufriedenstellende Ausscheidung:** Eine effiziente Verdauung führt zu einer regelmäßigen und bequemen Ausscheidung von Abfallprodukten, was auf ein gut funktionierendes Agni hinweist.
- **Anhaltende Energielevel:** Ausgeglichenes Agni sorgt für eine gleichmäßige Freisetzung von Energie, verhindert Müdigkeit und fördert die Vitalität.

5. Agni und Dosha-Gleichgewicht:

Jedes Dosha - Vata, Pitta und Kapha - interagiert unterschiedlich mit Agni:

- **Vata ausgleichen:** Warme, nährende Lebensmittel und Gewürze unterstützen Vata-Typen, indem sie Agni anregen und übermäßige Trockenheit verhindern.
- **Pitta besänftigen:** Pitta profitiert von kühlenden Lebensmitteln, die Agni besänftigen und Überhitzung und Entzündungen verhindern.

- **Kapha beherrschen:** Anregende und leichte Nahrungsmittel helfen Kapha-Typen, indem sie Agni beleben und Trägheit und Stauung verhindern.

6. Agni Ungleichgewicht und Verdauungsprobleme:

Wenn Agni geschwächt oder unausgeglichen ist, können Verdauungsprobleme wie Blähungen, Verdauungsstörungen und unregelmäßiger Stuhlgang auftreten. Dieses Ungleichgewicht kann durch Faktoren wie schlechte Ernährung, unregelmäßige Essgewohnheiten oder emotionalen Stress verursacht werden.

7. Agni entzünden: Ayurvedische Praktiken:

- **Achtsames Essen:** Ruhiges, aufmerksames Essen unterstützt Agni. Das Vermeiden von Ablenkungen und das Genießen jedes Bissens fördert die Verdauung.
- **Kräuter und Gewürze:** Die Einbeziehung von verdauungsfördernden Kräutern und Gewürzen wie Ingwer, Kreuzkümmel und Fenchel stärkt Agni und fördert eine optimale Verdauung.
- **Fasten:** Regelmäßiges Fasten ermöglicht es dem Verdauungssystem, sich auszuruhen, Agni zu verjüngen und angesammelte Giftstoffe auszuscheiden.

8. Das metaphysische Agni:

Neben seinem physischen Aspekt hat Agni im Ayurveda auch eine metaphysische Bedeutung. Es steht für das innere Feuer der Transformation - die Fähigkeit, nicht nur Nahrung, sondern auch Erfahrungen, Gefühle und Gedanken zu verdauen. Ein ausgeglichenes Agni trägt zu geistiger Klarheit, emotionaler Stabilität und spirituellem Wachstum bei.

Im Wesentlichen ist die Rolle von Agni im Ayurveda vielschichtig und umfasst den physischen und metaphysischen Bereich. Das Verständnis und die Pflege dieser transformativen Kraft im Inneren ist der Schlüssel zur Entfaltung der körpereigenen Fähigkeit zu optimaler Gesundheit, Vitalität und ganzheitlichem Wohlbefinden. Ayurveda lädt den Einzelnen dazu ein, sein Agni wie eine heilige Flamme zu pflegen und den komplizierten Tanz von Verdauung und Transformation zu ehren, der Körper, Geist und Seele aufrechterhält.

Die Kraft der heilenden Zutaten

Im Reich des Ayurveda ist die Kraft der Heilung eng mit den Gaben der Natur verwoben. Die ayurvedischen Superfoods, die für ihre starken medizinischen Eigenschaften verehrt werden, haben sich seit jeher bewährt und bieten einen ganzheitlichen Ansatz für Ernährung und Wohlbefinden. Wir beleuchten diese kulinarischen Kostbarkeiten und enthüllen die Alchemie der ayurvedischen Supernahrungsmittel, die sich die heilende Intelligenz der Natur zunutze machen.

1. Kurkuma (Curcuma longa):

- Wichtigster heilender Wirkstoff: Curcumin
- **Therapeutische Eigenschaften:** Entzündungshemmend, antioxidativ und immunstärkend
- **Ayurvedische Weisheit:** Die als "Goldene Göttin" bekannte Kurkuma ist ein verehrtes Gewürz, das die Verdauung fördert, die Gesundheit der Gelenke unterstützt und für eine strahlende Haut sorgt.

2. Ashwagandha (Withania somnifera):

- Wichtige heilende Verbindungen: Withanolide
- **Therapeutische Eigenschaften:** Adaptogen, stressreduzierend und verjüngend
- **Ayurvedische Weisheit:** Ashwagandha, oft als "indischer Ginseng" bezeichnet, wird für seine Fähigkeit gefeiert, die Stressresistenz zu erhöhen, das Energieniveau auszugleichen und die allgemeine Vitalität zu fördern.

3. Tulsi (Ocimum sanctum):

- Wichtige heilende Verbindungen: Eugenol, Ocimarin
- **Therapeutische Eigenschaften:** Antioxidativ, entzündungshemmend und immunmodulierend
- **Ayurvedische Weisheit:** Tulsi wird als "Königin der Kräuter" verehrt und für seine adaptogenen Eigenschaften geschätzt, die geistige Klarheit, die Gesundheit der Atemwege und ein gestärktes Immunsystem fördern.

4. Triphala:

- Wichtige heilende Substanzen: Gerbstoffe, Gallussäure
- **Therapeutische Eigenschaften:** Entgiftend, verdauungsfördernd und antioxidativ
- **Ayurvedische Weisheit:** Eine synergistische Mischung aus drei Früchten - Malaki, Bibhitaki und Haritaki - unterstützt die sanfte Entgiftung, die Gesundheit der Verdauung und die allgemeine Verjüngung.

5. Ghee (geklärte Butter):

- Wichtige heilende Verbindungen: Buttersäure
- **Therapeutische Eigenschaften:** Nährstoffreich, verdauungsfördernd und nahrhaft
- **Ayurvedische Weisheit:** Ghee gilt als Symbol der Reinheit und ist eine reichhaltige Quelle gesunder Fette, die die Verdauung fördern, die Nährstoffaufnahme verbessern und für anhaltende Energie sorgen.

6. Amla (Emblica officinalis):

- Wichtige heilende Wirkstoffe: Vitamin C, Polyphenole
- **Therapeutische Eigenschaften:** Antioxidativ, immunstärkend und verjüngend
- **Ayurvedische Weisheit:** Amla, die indische Stachelbeere, ist bekannt für ihren hohen Vitamin-C-Gehalt, der die Gesundheit der Haut, die Immunfunktion und die allgemeine Vitalität fördert.

7. Sesamkörner (Sesamum indicum):

- Wichtige heilende Verbindungen: Sesamin, Sesamol
- **Therapeutische Eigenschaften:** Nährstoffreich, entzündungshemmend und kardiovaskulär unterstützend
- **Ayurvedische Weisheit:** Sesamsamen, die häufig in ayurvedischen Ölrezepturen verwendet werden, liefern wichtige Nährstoffe, unterstützen die Gesundheit der Gelenke und tragen zum allgemeinen Wohlbefinden bei.

8. Kreuzkümmel (Cuminum cyminum):

- Wichtige heilende Verbindungen: Cuminaldehyd, Thymol
- **Therapeutische Eigenschaften:** Verdauungsfördernd, entzündungshemmend und antimikrobiell
- **Ayurvedische Weisheit:** Kreuzkümmelsamen mit ihren aromatischen und verdauungsfördernden Eigenschaften werden in der ayurvedischen Küche zur Unterstützung einer optimalen Verdauung, zur Linderung von Blähungen und zur Verbesserung des Geschmacks verwendet.

9. Kardamom (Elettaria cardamomum):

- Wichtige heilende Verbindungen: Flüchtige Öle, Eukalyptol
- **Therapeutische Eigenschaften:** Verdauungsfördernd, antioxidativ und aromatisch
- **Ayurvedische Weisheit:** Kardamom, bekannt als die "Königin der Gewürze", wird wegen seiner aromatischen Essenz und seiner verdauungsfördernden Wirkung geschätzt und fördert die allgemeine Gesundheit des Magen-Darm-Trakts.

10. Heiliges Basilikum (Ocimum tenuiflorum):

- Heilende Schlüsselkomponenten: Ursolsäure, Rosmarinsäure
- **Therapeutische Eigenschaften:** Adaptogen, entzündungshemmend und immunmodulierend
- **Ayurvedische Weisheit:** Das als heiliges Kraut verehrte Heilige Basilikum unterstützt die Widerstandsfähigkeit des Körpers gegen Stress, gleicht das Energieniveau aus und fördert das allgemeine Wohlbefinden.

Die Alchemie der Natur nutzen: Ayurvedische Superfoods in der Praxis

Wenn Sie ayurvedische Superfoods in Ihr tägliches Leben einbeziehen, müssen Sie achtsam mit Ihrer Ernährung umgehen. Hier finden Sie praktische Möglichkeiten, diese heilenden Zutaten in Ihren Alltag zu integrieren:

1. Goldene Milch mit Kurkuma:

- Warme Milch mit Kurkuma, Ingwer und einem Hauch von Honig ist ein beruhigendes und immunstärkendes Getränk.

2. Ashwagandha-Elixier:

- Mischen Sie Ashwagandha-Pulver mit warmer Milch, Honig und einer Prise Kardamom für ein stresslösendes und verjüngendes Elixier.

3. Tulsi-Aufguss:

- Genießen Sie Tulsi-Tee, indem Sie frische oder getrocknete Tulsi-Blätter in heißem Wasser aufgießen, oder mischen Sie Tulsi in Ihren täglichen Kräutertee, um seine adaptogenen Vorteile zu nutzen.

4. Triphala-Smoothie:

- Mischen Sie Triphala-Pulver mit Amla, Banane und einem Klecks Ghee für einen belebenden und verdauungsfördernden Smoothie.

5. Amla-Elixier:

- Mischen Sie Amla-Saft mit einem Spritzer Wasser und einer Prise Kardamom für ein erfrischendes und Vitamin-C-reiches Elixier.

6. Sesamsamen-Energie-Happen:

- Kombinieren Sie Sesamsamen mit Datteln, Nüssen und einem Hauch von Kardamom, um nahrhafte Energiebissen zu kreieren.

7. Mit Kreuzkümmel gewürzte Quinoa:

- Geben Sie Kreuzkümmelsamen in Ihre Quinoa- oder Reisgerichte, um den Geschmack zu verbessern und die Verdauung zu fördern.

8. Kardamom-infundierter Chia-Pudding:

- Kreieren Sie einen köstlichen Chia-Pudding mit Kardamom, Kokosnussmilch und einem Hauch von Honig für eine schmackhafte und verdauungsfreundliche Leckerei.

9. Heiliges Basilikum-Pesto:

- Mischen Sie frische Basilikumblätter mit Pinienkernen, Knoblauch und Olivenöl, um eine lebendige und aromatische Pesto-Sauce herzustellen.

10. Ghee-geröstete Gemüsesorten:

- Braten Sie Gemüse in Ghee, Kreuzkümmel und etwas Sesam für eine nährstoffreiche und schmackhafte Beilage.

Mit der Verwendung von ayurvedischen Superfoods greifen wir auf die uralte Weisheit zurück, die Nahrung als Medizin anerkennt und die heilende Synergie zwischen der Natur und dem menschlichen Körper feiert. Diese kulinarischen Schätze bereichern nicht nur den Geschmack unserer Mahlzeiten, sondern nähren und unterstützen auch Körper, Geist und Seele. Wenn wir den Reichtum der ayurvedischen Superfoods genießen, begeben wir uns auf eine Reise des ganzheitlichen Wohlbefindens und ehren die angeborene Intelligenz der natürlichen Welt und ihre tiefgreifende Fähigkeit zu heilen und wiederherzustellen.

- **Medizinische Gewürze und Kräuter in der ayurvedischen Küche**

Die ayurvedische Küche, die tief in der uralten Weisheit des Ayurveda verwurzelt ist, betrachtet Essen nicht nur als Nahrung, sondern auch als kraftvolle Quelle der Heilung. Die Verwendung von medizinischen Gewürzen und Kräutern bildet das Rückgrat der ayurvedischen Küche und verwandelt Mahlzeiten in therapeutische Erfahrungen, die sowohl den Körper als auch die Seele nähren. Begeben wir uns auf eine geschmackvolle Reise durch den reichen Teppich der ayurvedischen kulinarischen Alchemie.

1. Kreuzkümmel (Cuminum cyminum):

- **Medizinische Eigenschaften:** Verdauungsfördernd, entzündungshemmend und antimikrobiell.
- **Ayurvedische Weisheit:** Kreuzkümmel mit seinem warmen und erdigen Geschmack ist ein Kraftpaket für die Verdauung. Er regt Agni (Verdauungsfeuer) an, lindert Blähungen und verbessert die Nährstoffaufnahme.

2. Koriander (Coriandrum sativum):

- **Medizinische Eigenschaften:** Kühlend, verdauungsfördernd und entzündungshemmend.

- **Ayurvedische Weisheit:** Koriander gleicht das Pitta-Dosha aus und ist daher ein ideales Kraut für kühlende Gerichte. Seine aromatischen Samen und frischen Blätter verleihen den Mahlzeiten eine herrliche Frische.

3. Fenchel (Foeniculum vulgare):

- **Medizinische Eigenschaften:** Karminativ, verdauungsfördernd und kühlend.
- **Ayurvedische Weisheit:** Der süße und lakritzartige Geschmack von Fenchel fördert die Verdauung, reduziert Blähungen und hat eine kühlende Wirkung. Er wird oft nach den Mahlzeiten gekaut, um den Atem zu erfrischen.

4. Ingwer (Zingiber officinale):

- **Medizinische Eigenschaften:** Entzündungshemmend, verdauungsfördernd und immunstärkend.
- **Ayurvedische Weisheit:** Im Ayurveda als "Adrak" bekannt, verleiht Ingwer den Gerichten Wärme. Er fördert die Verdauung, lindert Übelkeit und ist ein Mittel gegen Erkältungen und Atemwegserkrankungen.

5. Kurkuma (Curcuma longa):

- **Medizinische Eigenschaften:** Entzündungshemmend, antioxidativ und immunstärkend.
- **Ayurvedische Weisheit:** Kurkuma, die "Goldene Göttin", ist ein Grundnahrungsmittel in der ayurvedischen Küche. Sein Wirkstoff, das Curcumin, unterstützt die Gesundheit der Gelenke, lindert Entzündungen und fördert das allgemeine Wohlbefinden.

6. Zimt (Cinnamomum verum):

- **Medizinische Eigenschaften:** Wärmend, verdauungsfördernd und entzündungshemmend.
- **Ayurvedische Weisheit:** Zimt verleiht eine süße und beruhigende Note. Er fördert die Verdauung, reguliert den Blutzucker und verleiht Gerichten ein herrliches Aroma.

7. Kardamom (Elettaria cardamomum):

- **Medizinische Eigenschaften:** Verdauungsfördernd, aromatisch und kühlend.
- **Ayurvedische Weisheit:** Kardamom ist bekannt als die "Königin der Gewürze" und verleiht ihm eine subtile Süße und einen angenehmen Duft. Er fördert die Verdauung, erfrischt den Atem und gleicht die Doshas aus.

8. Gewürznelke (Syzygium aromaticum):

- **Medizinische Eigenschaften:** Schmerzlindernd, entzündungshemmend und antimikrobiell.

- **Ayurvedische Weisheit:** Der warme und aromatische Geschmack der Gewürznelke wird sparsam verwendet. Sie besitzt schmerzlindernde Eigenschaften, fördert die Verdauung und hilft bei Zahnproblemen.

9. Heiliges Basilikum (Ocimum tenuiflorum):

- **Medizinische Eigenschaften:** Adaptogen, entzündungshemmend und immunmodulierend.
- **Ayurvedische Weisheit:** Heiliges Basilikum, auch Tulsi genannt, wird wegen seiner adaptogenen Eigenschaften verehrt. Seine frischen Blätter verleihen Gerichten eine pfeffrige, pflanzliche Note und unterstützen das allgemeine Wohlbefinden.

10. Ajwain (Trachyspermum ammi):

- **Medizinische Eigenschaften:** Verdauungsfördernd, karminativ und antimikrobiell.
- **Ayurvedische Weisheit:** Ajwain-Samen haben einen scharfen Geschmack und werden wegen ihrer verdauungsfördernden Eigenschaften geschätzt. Sie reduzieren Blähungen, fördern die Verdauung und werden oft in Linsengerichten verwendet.

Praktische Weisheit: Medizinische Gewürze und Kräuter einbeziehen

1. Gewürzte Tees:

- Brühen Sie Tees mit Ingwer, Zimt und Kardamom für ein beruhigendes und aromatisches Getränk. Diese Gewürze verleihen nicht nur Geschmack, sondern bieten auch therapeutische Vorteile.

2. Verdauungsfördernde Gewürzmischungen:

- Stellen Sie hausgemachte Gewürzmischungen mit Kreuzkümmel, Koriander und Fenchel (CCF) her. Streuen Sie diese Mischung über die Mahlzeiten, um die Verdauung zu fördern und die Doshas auszugleichen.

3. Kurkuma-Elixiere:

- Stellen Sie Kurkuma-Elixiere mit Kurkuma, Ingwer und Honig her. Dieses goldene Gebräu kann ein tägliches Ritual zur Stärkung des Immunsystems sein.

4. Kräutertees:

- Infusion von Wasser mit frischen Kräutern wie Minze, Basilikum und Koriander für ein erfrischendes und hydratisierendes Erlebnis.

5. Wärmende Suppen mit Gewürzen:

- Bereiten Sie Suppen mit wärmenden Gewürzen wie Ingwer, Kurkuma und schwarzem Pfeffer zu. Diese verleihen nicht nur dem Geschmack Tiefe, sondern unterstützen auch die Gesundheit des Immunsystems.

6. Ayurvedische Eintöpfe und Dahlien:

- Linseneintöpfe und Dahlien werden mit einer Mischung aus Kreuzkümmel, Koriander und Kardamom verfeinert, um eine wohlige und nahrhafte Mahlzeit zu erhalten.

7. Kühlende Kräuter-Chutneys:

- Kreieren Sie Chutneys mit kühlenden Kräutern wie Koriander und Minze. Diese Chutneys ergänzen warme Gerichte und sorgen für eine ausgewogene Mahlzeit.

8. Mit Gewürzen versetztes Ghee:

- Ghee wird mit wärmenden Gewürzen wie Kardamom, Nelken und Zimt versetzt. Dieses Ghee kann über Gerichte geträufelt oder beim Kochen verwendet werden, um den Geschmack und die medizinische Wirkung zu verstärken.

In der ayurvedischen Küche geht die Kunst der Verwendung von medizinischen Gewürzen und Kräutern über den bloßen Akt des Kochens hinaus; sie wird zu einem heiligen Angebot von Nahrung für Körper, Geist und Seele. Wenn wir die verschiedenen Geschmacksrichtungen und Aromen dieser kulinarischen Kostbarkeiten genießen, nehmen wir an einer Tradition teil, die die Weisheit der Natur und die tiefe Verbindung zwischen Nahrung und Wohlbefinden ehrt. Durch die Alchemie der ayurvedischen Gewürze und Kräuter werden die Mahlzeiten zu einer harmonischen Symphonie des Geschmacks und der Heilung, die uns dazu einlädt, den ganzheitlichen Ansatz der Ernährung zu übernehmen, der das Leben seit Jahrhunderten bereichert hat.

- **Speiseöle für Balance und Vitalität**

Im Bereich des Ayurveda, wo Ernährung als ganzheitliche Praxis betrachtet wird, geht die Wahl der Speiseöle über rein kulinarische Überlegungen hinaus. Jeder Tropfen Öl hat das Potenzial, das empfindliche Gleichgewicht der Doshas zu beeinflussen und das allgemeine Wohlbefinden und die Vitalität zu fördern. Lassen Sie uns die ayurvedische Weisheit hinter den verschiedenen Speiseölen und ihre Rolle bei der Förderung von Gleichgewicht, Energie und dem harmonischen Funktionieren des Körpers erkunden.

1. Ghee (geklärte Butter):

- **Dosha-Affinität:** Gleicht Vata und Pitta aus, verstärkt Kapha in Maßen.
- **Ayurvedische Weisheit:** Ghee wird als "Nektar des Lebens" verehrt und nimmt in der ayurvedischen Küche einen besonderen Platz ein. Seine süße, erdende Natur macht es ideal für Vata-Typen, während seine kühlenden Eigenschaften Pitta zugute kommen. In Maßen unterstützt Ghee Kapha, indem es nährt, ohne übermäßig zu beschweren.

2. Kokosnussöl:

- **Dosha-Affinität:** Befriedet Pitta und Vata, kann in Maßen für Kapha verwendet werden.
- **Ayurvedische Weisheit:** Kokosnussöl ist für seine kühlende Wirkung bekannt und in tropischen Regionen ein Grundnahrungsmittel. Pitta-Typen finden Erleichterung in seinen kühlenden Eigenschaften, und Vata-Typen profitieren von seinen nährenden und stabilisierenden Qualitäten. Während Kapha-Typen es in Maßen verwenden sollten, kann es in den kälteren Jahreszeiten von Vorteil sein.

3. Sesamöl:

- **Dosha-Affinität:** Gleicht Vata und Kapha aus, in Maßen auch Pitta.
- **Ayurvedische Weisheit:** Sesamöl ist aufgrund seiner wärmenden Eigenschaften gut für Vata-Typen geeignet, da es Stabilität und Nährstoffe liefert. Kapha-Typen profitieren von seiner Wärme und Leichtigkeit, während Pitta-Typen es aufgrund seiner wärmenden Eigenschaften in Maßen verwenden sollten.

4. Olivenöl:

- **Dosha-Affinität:** Gleicht Pitta und Kapha aus, in Maßen auch Vata.
- **Ayurvedische Weisheit:** Olivenöl mit seiner milden und beruhigenden Natur ist für Pitta-Typen geeignet, da es einen kühlenden Einfluss hat. Kapha-Typen können von seiner Leichtigkeit profitieren, während Vata-Typen es in Maßen verwenden sollten, um eine übermäßige Kühlung zu vermeiden.

5. Senföl:

- **Dosha-Affinität:** Gleicht Kapha und Vata aus, in Maßen auch Pitta.
- **Ayurvedische Weisheit:** Senföl mit seiner Schärfe ist wärmend und anregend. Es eignet sich für Kapha-Typen, da es Trägheit entgegenwirkt, und für Vata-Typen, da es Wärme spendet. Pitta-Typen sollten es wegen seiner wärmenden Wirkung nur in Maßen verwenden.

6. Sonnenblumenöl:

- **Dosha-Affinität:** Gleicht Pitta und Kapha aus, in Maßen auch Vata.
- **Ayurvedische Weisheit:** Sonnenblumenöl ist leicht und mild wärmend und eignet sich für Pitta-Typen. Es liefert auch Nahrung für Kapha-Typen. Vata-Personen sollten es aufgrund seiner kühlenden Natur in Maßen verwenden.

7. Mandelöl:

- **Dosha-Affinität:** Gleicht Vata aus, in Maßen auch Pitta und Kapha.
- **Ayurvedische Weisheit:** Mandelöl mit seinen süßen und erdenden Eigenschaften ist gut für den Ausgleich von Vata. Pitta-Personen können es in Maßen verwenden, während Kapha-Typen aufgrund seiner schweren Natur Vorsicht walten lassen sollten.

8. Avocadoöl:

- **Dosha-Affinität:** Gleicht Pitta und Vata aus, in Maßen auch Kapha.
- **Ayurvedische Weisheit:** Avocadoöl ist mit seinen sanften und nährenden Eigenschaften gut für Pitta- und Vata-Typen geeignet. Kapha-Typen sollten es wegen seiner Schwere nur in Maßen verwenden.

Praktische Weisheit: Auswahl und Verwendung von Speiseölen

1. Dosha-spezifische Auswahlmöglichkeiten:

- Wählen Sie Speiseöle entsprechend Ihrem Dosha, um das Gleichgewicht zu unterstützen. Vata-Typen profitieren von wärmenden Ölen, Pitta-Typen von kühlenden Ölen und Kapha-Typen von leichteren Varianten.

2. Mäßigung ist der Schlüssel:

- Auch wenn bestimmte Öle für Ihr Dosha von Vorteil sein können, ist Mäßigung entscheidend. Die übermäßige Verwendung selbst eines dosha-ausgleichenden Öls kann zu Ungleichgewichten führen.

3. Saisonale Erwägungen:

- Passen Sie die Wahl Ihres Öls den Jahreszeiten an. Wärmende Öle können in den kälteren Monaten besser geeignet sein, während kühlende Öle in der Hitze bevorzugt werden können.

4. Mischen von Ölen:

- Kombinieren Sie Öle, um Qualitäten auszugleichen. Zum Beispiel kann die Mischung von Sesamöl mit Ghee eine ausgewogene Option für verschiedene Doshas sein.

5. Zubereitungsmethoden:

- Verschiedene Öle haben unterschiedliche Rauchpunkte. Wählen Sie Öle, die für die jeweilige Garmethode geeignet sind - Öle mit hohem Rauchpunkt zum Braten und Öle mit niedrigem Rauchpunkt zum Sautieren.

6. Achtsamer Konsum:

- Achten Sie auf die Qualität der Öle und entscheiden Sie sich für kaltgepresste oder kaltgepresste Öle, um einen maximalen Nährwert zu erzielen.

7. Ayurvedische Aufgüsse:

- Mischen Sie Öle mit ayurvedischen Kräutern und Gewürzen, um einen zusätzlichen therapeutischen Nutzen zu erzielen. Wenn man zum Beispiel Ghee mit Kurkuma aufgießt, wird sowohl der Geschmack als auch der gesundheitliche Nutzen verbessert.

8. Selbstbeobachtung:

- Achten Sie darauf, wie Ihr Körper auf die verschiedenen Öle reagiert. Die Signale Ihres Körpers können Sie bei der Auswahl des für Ihre Konstitution am besten geeigneten Öls leiten.

In dem komplizierten Tanz der ayurvedischen Küche wird die Wahl der Speiseöle zu einer bewussten und therapeutischen Entscheidung. Jedes Öl trägt mit seinen einzigartigen Eigenschaften zum empfindlichen Gleichgewicht der Doshas bei und nährt Körper, Geist und Seele. Wenn Sie sich auf die Reise der kulinarischen Alchemie begeben, lassen Sie sich von der ayurvedischen Weisheit leiten und verwandeln Sie jede Mahlzeit in eine nährende und harmonisierende Erfahrung. Mögen die Öle, die Sie wählen, nicht nur Zutaten in Ihrer Küche sein, sondern Partner in Ihrem Streben nach Ausgeglichenheit, Vitalität und ganzheitlichem Wohlbefinden.

Ayurveda in der modernen Welt

Im schnelllebigen Rhythmus des modernen Lebens erweist sich Ayurveda als ein Leuchtfeuer zeitloser Weisheit, das einen Weg zu Ausgeglichenheit und Wohlbefinden weist. Während wir uns durch die Komplexität des modernen Lebensstils bewegen, wird die Anwendung ayurvedischer Prinzipien nicht nur relevant, sondern unerlässlich für die Förderung der Harmonie von Körper,

Geist und Seele. Lassen Sie uns erforschen, wie sich die uralte Wissenschaft des Ayurveda nahtlos in das Gefüge unserer modernen Welt einfügt und uns zu einem ganzheitlichen und nachhaltigen Ansatz für unsere Gesundheit führt.

1. Tägliche Routinen für das Gleichgewicht:

- **Eine uralte Weisheit:** Ayurveda betont die Bedeutung von Tagesabläufen, die als "Dinacharya" bekannt sind, um den natürlichen zirkadianen Rhythmen zu entsprechen.
- **Moderne Anpassung:** In unserem schnelllebigen Leben kann die Einführung von Tagesabläufen für Stabilität sorgen. Integrieren Sie Praktiken wie frühes Aufstehen, Ölziehen und achtsame Essenszeiten in Ihren Tag, um eine erdende Wirkung zu erzielen.

2. Achtsame Ernährung im Zeitalter von Fast Food:

- **Uralte Weisheit:** Ayurveda legt Wert auf eine individuelle Ernährung auf der Grundlage der Doshas und der sechs Geschmacksrichtungen.
- **Moderne Anpassung:** In einer Welt, die von Fast Food beherrscht wird, sollten Sie dem achtsamen Essen den Vorzug geben. Verstehen Sie Ihr Dosha, wählen Sie vollwertige, saisonale Lebensmittel und genießen Sie jeden Bissen. Die Zubereitung von Mahlzeiten nach ayurvedischen Grundsätzen kann eine gesunde Ernährung zugänglicher machen.

3. Technologie-Detox für mentales Wohlbefinden:

- **Eine alte Weisheit:** Ayurveda erkennt die Auswirkungen von Sinneseindrücken auf die geistige Gesundheit und plädiert für eine mentale Entgiftung.
- **Moderne Anpassung:** Schränken Sie die Bildschirmzeit ein, machen Sie digitale Entlastungstage und integrieren Sie Achtsamkeitspraktiken wie Meditation, um das geistige Wohlbefinden im digitalen Zeitalter zu fördern.

4. Stressmanagement durch ayurvedische Praktiken:

- **Eine alte Weisheit:** Im Ayurveda wird Stress als einer der Hauptverursacher von Unausgeglichenheit identifiziert und es werden Techniken zur Stressbewältigung vorgeschrieben.
- **Moderne Anpassung:** Integrieren Sie stressabbauende Praktiken wie Yoga, Pranayama und Selbstmassage (Abhyanga) in Ihren Alltag. Diese Praktiken bieten eine Atempause von den Anforderungen des modernen Lebens.

5. Saisonales Leben für optimale Gesundheit:

- **Eine alte Weisheit:** Ayurveda erkennt den Einfluss der Jahreszeiten auf das Wohlbefinden an und empfiehlt eine saisonale Anpassung des Lebensstils.

- **Moderne Anpassung:** Richten Sie Ihren Lebensstil nach den jahreszeitlichen Veränderungen aus. Passen Sie Ihre Ernährung, Ihren Schlaf und Ihr Trainingsprogramm an die jeweilige Jahreszeit an, um das doshische Gleichgewicht aufrechtzuerhalten und sich an die Umweltveränderungen anzupassen.

6. Ayurveda und Bewegung: Jenseits des Fitnessstudios:

- **Eine alte Weisheit:** Ayurveda fördert verschiedene Formen der Bewegung und betont dabei die Bedeutung von Ausgewogenheit und Mäßigung.
- **Moderne Anpassung:** Machen Sie Übungen, die mit Ihrem Dosha übereinstimmen. Entdecken Sie Yoga, Spaziergänge in der Natur oder ayurvedische Übungsformen wie "Surya Namaskar", um die körperliche Gesundheit ohne übermäßige Belastung zu fördern.

7. Pflanzliche Unterstützung für moderne Krankheiten:

- **Eine uralte Weisheit:** Ayurveda macht sich die Heilkraft von Kräutern zunutze, um verschiedene Gesundheitsprobleme anzugehen.
- **Moderne Anpassung:** Integrieren Sie ayurvedische Kräuter in Ihre Routine, je nach Ihren individuellen Bedürfnissen. Triphala für die Verdauung, Ashwagandha gegen Stress und Kurkuma gegen Entzündungen sind Beispiele für pflanzliche Verbündete in der modernen Welt.

8. Ayurvedische Geist-Körper-Praktiken für emotionales Wohlbefinden:

- **Uralte Weisheit:** Ayurveda erkennt die Verbindung zwischen Geist und Körper an und bietet Praktiken zur Förderung des emotionalen Wohlbefindens.
- **Moderne Anpassung:** Achtsamkeitsmeditation, ayurvedische Selbstpflegerituale und Praktiken wie Nasya (Nasenölen) können das emotionale Gleichgewicht angesichts moderner Stressfaktoren unterstützen.

9. Umweltbewußtsein:

- **Eine alte Weisheit:** Ayurveda betont die Verbundenheit des Menschen mit seiner Umwelt.
- **Moderne Anpassung:** Führen Sie umweltfreundliche Praktiken ein, minimieren Sie den Abfall und verbinden Sie sich regelmäßig mit der Natur. Die Prinzipien des Ayurveda stehen im Einklang mit einem nachhaltigen Leben und fördern die Harmonie mit der Umwelt.

10. Integrative Gesundheitsfürsorge: Ayurveda und moderne Medizin:

- **Uralte Weisheit:** Ayurveda betrachtet die Gesundheit ganzheitlich und setzt bei der Ursache von Ungleichgewichten an.

- **Moderne Anpassung:** Integrative Gesundheitsfürsorge durch Kombination von Ayurveda und konventioneller Medizin. Konsultieren Sie neben medizinischen Fachleuten auch Ayurveda-Praktiker, um einen umfassenden Ansatz für die Gesundheit zu erhalten.

Praktische Schritte: Ayurveda in das moderne Leben integrieren

1. Dosha-Bewusstsein:

- Verstehen Sie Ihr Dosha und passen Sie Ihren Lebensstil, Ihre Ernährung und Ihre Routinen entsprechend an. Online-Dosha-Tests und Konsultationen mit Ayurveda-Praktikern können wertvolle Erkenntnisse liefern.

2. Allmähliche Übergänge:

- Integrieren Sie die ayurvedischen Prinzipien schrittweise in Ihren Alltag. Kleine, konsequente Veränderungen sind nachhaltiger als drastische Umstellungen.

3. Achtsamer Umgang mit Technologie:

- Planen Sie Technikpausen ein, machen Sie Augenübungen und richten Sie zu Hause bildschirmfreie Zonen ein, um die Auswirkungen der ständigen digitalen Belastung zu verringern.

4. Ayurvedische Kochkurse:

- Besuchen Sie ayurvedische Kochkurse, um zu lernen, wie man Dosha-ausgleichende Mahlzeiten zubereitet. Experimentieren Sie mit ayurvedischen Rezepten, damit gesundes Essen Spaß macht.

5. Ayurvedische Workshops und Retreats:

- Nehmen Sie an ayurvedischen Workshops oder Retreats teil, um Ihr Verständnis zu vertiefen und die praktische Anwendung der ayurvedischen Prinzipien zu erfahren.

6. Ayurvedische Yoga-Kurse:

- Entdecken Sie ayurvedische Yogakurse, die auf Ihr Dosha abgestimmte Körperhaltungen, Atemarbeit und Meditation beinhalten. Dieser ganzheitliche Ansatz steigert das körperliche und geistige Wohlbefinden.

7. Selbstbeobachtung:

- Kultivieren Sie Ihre Selbstwahrnehmung, indem Sie beobachten, wie Ihr Körper und Ihr Geist auf verschiedene Lebensstiländerungen reagieren. Passen Sie Ihre Praktiken an Ihre individuellen Bedürfnisse an.

8. Ayurvedische Wellness-Apps:

- Nutzen Sie ayurvedische Wellness-Apps, die personalisierte Empfehlungen auf der Grundlage Ihres Doshas anbieten und es so einfacher machen, Ayurveda in Ihr tägliches Leben zu integrieren.

Indem wir die uralte Weisheit des Ayurveda in die komplizierten Zusammenhänge des modernen Lebens einflechten, begeben wir uns auf eine Reise des ganzheitlichen Wohlbefindens. Indem wir die ayurvedischen Prinzipien an den modernen Lebensstil anpassen, überbrücken wir die Kluft zwischen Tradition und Fortschritt und kultivieren Gleichgewicht, Vitalität und Harmonie. Durch diese harmonische Integration wird Ayurveda nicht nur zu einer altehrwürdigen Wissenschaft, sondern zu einem lebendigen Leitfaden, der tiefe Einblicke in die Kunst des achtsamen Lebens in der modernen Welt bietet.

- **Integrieren Sie Ayurveda in Ihre tägliche Routine**

Ayurveda bietet eine Palette von Weisheiten, um ein Bild des ganzheitlichen Wohlbefindens zu malen, das sich in das tägliche Leben einfügt. Indem Sie die ayurvedischen Prinzipien in Ihre tägliche Routine integrieren, begeben Sie sich auf eine Reise der Selbstentdeckung und des Gleichgewichts. Lassen Sie uns gemeinsam praktische Wege erkunden, wie Sie Ayurveda in jeden Tag einfließen lassen können, um Körper, Geist und Seele durch bewusste und achtsame Rituale zu nähren.

1. Mit der Sonne aufstehen:

- **Ayurvedische Weisheit:** Machen Sie sich die Energie des Morgens zu eigen, die als "Brahma Muhurta" bekannt ist, um sich dem natürlichen Rhythmus des Tages anzupassen.
- **Praktische Anwendung:** Wachen Sie früh auf, am besten bei Sonnenaufgang, um die belebende Energie der frühen Morgenstunden zu nutzen. Nehmen Sie sich einen Moment Zeit, um Dankbarkeit für den neuen Tag zu empfinden.

2. Zungenkratzen (Jihwa Prakshalana):

- **Ayurvedische Weisheit:** Die Reinigung von Giftstoffen, die sich auf der Zunge angesammelt haben, verbessert die Mundhygiene und unterstützt die Gesundheit der Verdauung.

- **Praktische Anwendung:** Verwenden Sie jeden Morgen vor dem Zähneputzen einen Zungenschaber. Diese einfache Übung fördert die Sauberkeit des Mundes und regt das Verdauungssystem an.

3. Ölziehen (Gandusha):

- **Ayurvedische Weisheit:** Ölziehen soll die Mundhöhle reinigen, die Mundgesundheit und das allgemeine Wohlbefinden fördern.
- **Praktische Anwendung:** Spülen Sie einen Esslöffel Sesam- oder Kokosöl 10 bis 15 Minuten lang im Mund und spucken Sie es dann aus. Anschließend sanfte Mundhygiene betreiben.

4. Hydratation mit warmem Wasser:

- **Ayurvedische Weisheit:** Beginnen Sie den Tag, indem Sie den Körper mit Flüssigkeit versorgen und das Verdauungssystem mit warmem Wasser aufwecken.
- **Praktische Anwendung:** Trinken Sie nach dem Aufwachen eine Tasse mit warmem Wasser. Sie können einen Spritzer Zitrone oder etwas Kreuzkümmelpulver hinzufügen, um die Wirkung zu verstärken.

5. Selbstmassage (Abhyanga):

- **Ayurvedische Weisheit:** Abhyanga nährt die Haut, unterstützt den Kreislauf und fördert das Gefühl der Erdung.
- **Praktische Anwendung:** Vor dem Duschen warmes Sesam- oder Kokosnussöl mit langen Strichen in die Haut einmassieren. Achten Sie dabei auf die Gelenke und Spannungszonen.

6. Achtsames Frühstück:

- **Ayurvedische Weisheit:** Das Frühstück gibt den Ton für den Tag an. Wählen Sie nährstoffreiche Lebensmittel, die mit Ihrem Dosha übereinstimmen, um nachhaltige Energie zu erhalten.
- **Praktische Anwendung:** Genießen Sie ein ausgewogenes Frühstück mit Vollwertkost, das Körner, Obst und Eiweiß enthält. Vermeiden Sie übereiltes oder abgelenktes Essen.

7. Arbeit und Bewegung:

- **Ayurvedische Weisheit:** Gleichen Sie Zeiten geistiger Arbeit mit Bewegung aus, um Stagnation zu vermeiden und die allgemeine Vitalität zu fördern.
- **Praktische Anwendung:** Planen Sie über den Tag verteilt kurze Pausen ein. Dehnen Sie sich, gehen Sie spazieren oder praktizieren Sie sanftes Yoga, um die Energie im Fluss zu halten und geistige Klarheit zu bewahren.

8. Achtsames Mittagessen:

- **Ayurvedische Weisheit:** Mittags ist der Höhepunkt der Pitta-Energie. Entscheiden Sie sich für ein leichtes, ausgewogenes Mittagessen, um die Verdauung zu unterstützen.
- **Praktische Anwendung:** Wählen Sie für das Mittagessen vollwertige, frische Lebensmittel. Setzen Sie sich hin, kauen Sie langsam und genießen Sie die Aromen. Vermeiden Sie schwere, fettige oder verarbeitete Lebensmittel.

9. Verjüngungskur am Nachmittag:

- **Ayurvedische Weisheit:** Legen Sie am Nachmittag eine kurze Pause ein, um sich zu verjüngen und Energieverlusten vorzubeugen.
- **Praktische Anwendung:** Üben Sie sich in achtsamer Atmung, führen Sie eine kurze Meditation durch oder gehen Sie spazieren. Gönnen Sie sich einen Moment der Ruhe, bevor Sie den Tag fortsetzen.

10. Ausgewogenes Abendessen:

- **Ayurvedische Weisheit:** Das Abendessen sollte leichter sein als das Mittagessen, um die Verdauung zu fördern. Wählen Sie warme, gekochte Speisen.
- **Praktische Anwendung:** Entscheiden Sie sich für ein ausgewogenes Abendessen mit gekochtem Gemüse, Körnern und einer Eiweißquelle. Essen Sie mindestens zwei bis drei Stunden vor dem Schlafengehen zu Abend.

11. Digitale Entgiftung:

- **Ayurvedische Weisheit:** Übermäßiger Bildschirmkonsum kann das Gleichgewicht von Vata stören und zu mentalem Stress beitragen.
- **Praktische Anwendung:** Legen Sie eine technologische Ausgangssperre für den Abend fest. Beschäftigen Sie sich mit beruhigenden Aktivitäten wie Lesen, Tagebuch schreiben oder Zeit mit lieben Menschen verbringen.

12. Rituale zur Schlafenszeit:

- **Ayurvedische Weisheit:** Eine beruhigende Routine vor dem Schlafengehen signalisiert dem Körper, dass es Zeit ist, zur Ruhe zu kommen, und fördert einen erholsamen Schlaf.
- **Praktische Anwendung:** Schaffen Sie eine beruhigende Schlafenszeit-Routine. Praktizieren Sie Entspannungstechniken, wie sanftes Yoga oder ein warmes Bad, um den Körper auf den Schlaf vorzubereiten.

13. Nachdenken und Dankbarkeit ausdrücken:

- **Ayurvedische Weisheit:** Den Tag Revue passieren zu lassen und Dankbarkeit auszudrücken, fördert eine positive Geisteshaltung.
- **Praktische Anwendung:** Nehmen Sie sich vor dem Schlafengehen einen Moment Zeit, um über die Erlebnisse des Tages nachzudenken. Drücken Sie Ihre Dankbarkeit für die positiven Momente aus und fördern Sie so ein Gefühl der Zufriedenheit.

14. Ausreichend Schlaf:

- **Ayurvedische Weisheit:** Qualitativer Schlaf ist entscheidend für das allgemeine Wohlbefinden und unterstützt die natürlichen Heilungsprozesse des Körpers.
- **Praktische Anwendung:** Legen Sie Wert darauf, jede Nacht ausreichend zu schlafen. Schaffen Sie eine schlaffördernde Umgebung, die frei von Ablenkungen ist.

15. Regelmäßige Entgiftungstage:

- **Ayurvedische Weisheit:** Regelmäßige Entgiftung unterstützt die Ausscheidung angesammelter Giftstoffe und fördert die optimale Gesundheit.
- **Praktische Anwendung:** Legen Sie bestimmte Tage für sanfte Entgiftungspraktiken fest, wie z. B. eine einfache Mono-Diät oder das Trinken von warmem Wasser mit Zitrone über den Tag verteilt.

16. Saisonale Anpassungen:

- **Ayurvedische Weisheit:** Die Anpassung des Tagesablaufs an den Wechsel der Jahreszeiten fördert das Gleichgewicht und beugt saisonalen Ungleichgewichten vor.
- **Praktische Anwendung:** Passen Sie Ihre Ernährung, Ihr Sportprogramm und Ihre Selbstfürsorge an die jeweilige Jahreszeit an. Bleiben Sie im Einklang mit den Bedürfnissen Ihres Körpers.

17. Konsultation eines Ayurveda-Praktikers:

- **Ayurvedische Weisheit:** Die persönliche Anleitung durch einen Ayurveda-Praktiker erhöht die Wirksamkeit der ayurvedischen Praktiken.
- **Praktische Anwendung:** Vereinbaren Sie einen Beratungstermin mit einem Ayurveda-Praktiker, um maßgeschneiderte Empfehlungen für Ihre individuelle Konstitution und Ungleichgewichte zu erhalten.

18. Gemeinschaft und Verbindung:

- **Ayurvedische Weisheit:** Der Aufbau unterstützender Beziehungen trägt zu emotionalem Wohlbefinden und einem Gefühl der Zugehörigkeit bei.

- **Praktische Anwendung:** Pflegen Sie Beziehungen zu Gleichgesinnten. Beteiligen Sie sich an Gemeinschaftsaktivitäten, ob persönlich oder online, um Erfahrungen und Wissen auszutauschen.

Wenn Sie die Fäden des Ayurveda in Ihre tägliche Routine einweben, denken Sie daran, dass jedes Ritual ein Pinselstrich auf der Leinwand des Wohlbefindens ist. Mit Achtsamkeit und Absicht werden diese Praktiken zu einem Wandteppich des Gleichgewichts, der Vitalität und der Verbindung mit den Rhythmen des Lebens. Lassen Sie sich auf die Reise ein, Ayurveda in Ihr tägliches Leben zu integrieren, und feiern Sie die Weisheit, die über die Zeit hinausgeht und Körper, Geist und Seele nährt.

- **Überwindung verbreiteter Missverständnisse**

Auf dem Weg zum Wohlbefinden ist Ayurveda ein ehrwürdiger Wegweiser, der jedoch oft mit falschen Vorstellungen behaftet ist. Um das wahre Wesen des Ayurveda zu erfassen, ist es wichtig, diese Mythen auszuräumen. Lassen Sie uns einige weit verbreitete Missverständnisse aufklären, damit die uralte Wissenschaft in ihrem authentischen Licht erstrahlen kann.

1. Ayurveda ist nur pflanzliche Heilmittel:

- **Ein Missverständnis:** Ayurveda wird oft auf pflanzliche Heilmittel reduziert, wobei sein ganzheitlicher Ansatz für die Gesundheit übersehen wird.
- **Die Wahrheit:** Kräuter sind zwar ein wesentlicher Bestandteil, aber Ayurveda umfasst auch eine individuelle Ernährung, Lebensstil, Yoga und geistiges Wohlbefinden. Es ist ein umfassendes System, das den ganzen Menschen anspricht, nicht nur die Symptome.

2. Ayurveda ist ein One-Size-Fits-All-Ansatz:

- **Ein Missverständnis:** Die Menschen gehen davon aus, dass Ayurveda für alle die gleichen Heilmittel vorschreibt.
- **Die Wahrheit:** Ayurveda legt Wert auf eine individuelle Pflege, die auf der einzigartigen Konstitution (Prakriti) und den Ungleichgewichten (Vikriti) des Einzelnen basiert. Was für eine Person funktioniert, ist für eine andere möglicherweise nicht geeignet.

3. Ayurveda ist langsam und ineffektiv:

- **Ein Missverständnis:** Manche glauben, dass Ayurveda im Vergleich zur modernen Medizin länger braucht, um Ergebnisse zu zeigen.
- **Die Wahrheit:** Ayurveda konzentriert sich auf die Grundursachen und bietet nachhaltige, ganzheitliche Heilung. Auch wenn einige chronische Krankheiten Zeit brauchen, geht Ayurveda oft auf die zugrunde liegenden Ungleichgewichte ein, um langfristiges Wohlbefinden zu erreichen.

4. Ayurveda ist strikt und einschränkend:

- **Ein Missverständnis:** Die Menschen fürchten, dass Ayurveda starre Diäten und Lebensstiländerungen beinhaltet.
- **Die Wahrheit:** Ayurveda legt Wert auf Mäßigung und Ausgewogenheit. Er passt sich an den Einzelnen an und bietet ein Spektrum an Wahlmöglichkeiten statt strenger Regeln, was ihn praktisch und nachhaltig macht.

5. Ayurveda ist veraltet und unvereinbar mit der modernen Medizin:

- **Ein Missverständnis:** Manche glauben, dass Ayurveda nicht mit der modernen medizinischen Praxis übereinstimmt.
- **Die Wahrheit: Die** integrative Gesundheitsfürsorge gewinnt an Anerkennung. Ayurveda kann die moderne Medizin ergänzen, indem es eine ganzheitliche Perspektive bietet und Aspekte anspricht, die oft übersehen werden.

6. Ayurveda ist nur für die Behandlung von Krankheiten:

- **Ein Missverständnis:** Ayurveda wird als ein System wahrgenommen, das ausschließlich der Behandlung von Krankheiten dient.
- **Die Wahrheit:** Ayurveda legt den Schwerpunkt auf vorbeugende Maßnahmen, Änderungen der Lebensweise und Wohlbefinden. Es geht nicht nur um die Heilung von Krankheiten, sondern um die Erhaltung einer optimalen Gesundheit.

7. Ayurveda ist ausschließlich indisch:

- **Ein Missverständnis:** Manchmal wird angenommen, dass Ayurveda nur auf Menschen indischer Herkunft anwendbar ist.
- **Die Wahrheit:** Ayurveda ist universell. Obwohl seine Ursprünge in Indien liegen, sind seine Prinzipien auf Menschen aller Ethnien anwendbar und passen sich der individuellen Konstitution und Umwelt an.

8. Ayurveda ignoriert wissenschaftliche Beweise:

- **Ein Missverständnis:** Manche nehmen an, dass Ayurveda keine wissenschaftliche Gültigkeit besitzt.
- **Die Wahrheit:** Ayurveda wird in der wissenschaftlichen Literatur zunehmend anerkannt. Die Forschung unterstützt seine Wirksamkeit, insbesondere in Bereichen wie Kräutermedizin, Lebensstil und Stressmanagement.

9. Ayurveda ist eine Religion:

- **Ein Missverständnis:** Ayurveda wird manchmal mit dem Hinduismus in Verbindung gebracht oder als eine religiöse Praxis angesehen.
- **Die Wahrheit:** Ayurveda ist eine ganzheitliche Gesundheitswissenschaft, die nicht an eine Religion gebunden ist. Sie heißt Menschen aller Glaubensrichtungen und Hintergründe willkommen.

10. Bei Ayurveda geht es nur um Entgiftung:

- **Ein Missverständnis:** Es wird angenommen, dass Entgiftungspraktiken wie Panchakarma die Gesamtheit des Ayurveda darstellen.
- **Die Wahrheit: Die** Entgiftung ist zwar eine Komponente, aber Ayurveda umfasst verschiedene Aspekte, einschließlich Ernährung, Lebensstil und Kräuterbehandlungen, um das Gleichgewicht wiederherzustellen und Krankheiten vorzubeugen.

11. Ayurveda ist komplex und unzugänglich:

- **Ein Missverständnis:** Ayurveda gilt als zu kompliziert und anspruchsvoll, als dass der Durchschnittsbürger es verstehen könnte.
- **Die Wahrheit:** Ayurveda ist zwar tiefgründig, aber seine Prinzipien können vereinfacht und schrittweise angewendet werden. Die praktische Anleitung durch qualifizierte Praktiker macht ihn für alle zugänglich.

12. Ayurveda ist nur für die körperliche Gesundheit:

- **Ein Missverständnis:** Ayurveda wird manchmal so gesehen, als würde es sich in erster Linie um körperliche Beschwerden handeln.
- **Die Wahrheit:** Ayurveda betrachtet mentales, emotionales und spirituelles Wohlbefinden als integralen Bestandteil der Gesundheit. Praktiken wie Meditation und Yoga sind integrale Bestandteile der ayurvedischen Pflege.

Indem wir diese Missverständnisse ausräumen, ebnen wir den Weg für ein tieferes Verständnis der tiefgreifenden Weisheit des Ayurveda. Sich Ayurveda zu eigen zu machen bedeutet, seine Anpassungsfähigkeit, Effektivität und Fähigkeit zu erkennen, mit den unterschiedlichen Bedürfnissen des Einzelnen zu harmonisieren, unabhängig von kulturellen oder geografischen Hintergründen. Indem wir die wahre Essenz des Ayurveda enträtseln, laden wir zu einer Reise zu ganzheitlichem Wohlbefinden ein, die über Mythen hinausgeht und die zeitlose Weisheit dieser uralten Wissenschaft umarmt.

Aufbruch zu Ihrem ayurvedischen kulinarischen Abenteuer

Sich auf ein ayurvedisches kulinarisches Abenteuer einzulassen ist eine transformative Reise, die über den bloßen Akt des Kochens hinausgeht. Es ist eine Erkundung von Aromen, Energien und der Kunst der achtsamen Ernährung. Lassen Sie uns in die wichtigsten Aspekte der Einrichtung Ihrer ayurvedischen Küche eintauchen, die Freude am achtsamen Kochen genießen und Beispielmenüs entdecken, die auf verschiedene Dosha-Typen zugeschnitten sind.

1. Einrichten Ihrer ayurvedischen Küche: Ein heiliger Raum für Ernährung

- Biologische und saisonale Zutaten:
  - Wählen Sie biologische, lokal bezogene und saisonale Zutaten. Ayurveda betont die Bedeutung von frischen, nährstoffreichen Lebensmitteln für das doshische Gleichgewicht.
- Gewürze und Kräuter:
  - Füllen Sie Ihre Speisekammer mit einer Vielzahl ayurvedischer Gewürze wie Kreuzkümmel, Koriander, Kurkuma, Ingwer und Bockshornklee. Frische Kräuter wie Koriander und Minze verleihen Ihren Gerichten Lebendigkeit.
- Auswahl an Kochgeschirr:
  - Entscheiden Sie sich für Kochgeschirr aus Edelstahl, Gusseisen oder Kupfer. Diese Materialien stehen im Einklang mit den ayurvedischen Grundsätzen und ermöglichen ein optimales Kochen, ohne die Qualität Ihrer Speisen zu beeinträchtigen.
- Ayurvedische Superfoods:
  - Nehmen Sie ayurvedische Superfoods wie Ghee, Kokosnussöl, Mandeln und Samen wie Leinsamen und Chia in Ihre Küche auf. Diese Zutaten verbessern das Nährwertprofil Ihrer Mahlzeiten.
- Werkzeuge für achtsames Kochen:
  - Wählen Sie Utensilien, die mit den ayurvedischen Prinzipien übereinstimmen. Utensilien aus Holz oder Edelstahl sind antihaftbeschichteten Varianten vorzuziehen. Ein Mörser und ein Stößel zum Zerkleinern von Gewürzen verleihen Ihren kulinarischen Kreationen eine persönliche Note.
- Lagerung mit Absicht:
  - Bewahren Sie Lebensmittel achtsam und in Übereinstimmung mit den ayurvedischen Prinzipien auf. Glasbehälter werden für die Aufbewahrung von Resten bevorzugt, und die Beschriftung kann Ihnen helfen, den Überblick über die Frische der Lebensmittel zu behalten.
- Altar oder heiliger Raum:
  - Schaffen Sie einen kleinen Altar oder heiligen Raum in Ihrer Küche. Dies kann ein Ort der Dankbarkeit, der Besinnung oder auch nur der Anerkennung des heiligen Akts des Kochens sein.

2. Die Freude des achtsamen Kochens: Präsenz in der Küche kultivieren

- Kochen als Meditation:
  - Betrachten Sie das Kochen als eine meditative Übung. Sprechen Sie alle Ihre Sinne an, seien Sie bei jeder Aufgabe präsent und genießen Sie die Aromen, Texturen und Farben der Zutaten.
- Energie und Intention:
  - Lassen Sie positive Energie in Ihr Kochen einfließen. Setzen Sie sich eine Absicht für die Ernährung und das Wohlbefinden derjenigen, die das Essen genießen werden. Dieser achtsame Ansatz erhöht die Schwingungsqualität des Essens.
- Kochen im Rhythmus der Jahreszeiten:
  - Richten Sie Ihre Küche nach den Jahreszeiten aus. Bevorzugen Sie wärmende Gerichte in den kälteren Monaten und kühlende, leichtere Optionen in der wärmeren Jahreszeit. Auf diese Weise werden Ihre Mahlzeiten mit den natürlichen Zyklen der Natur in Einklang gebracht.
- Ritual der Dankbarkeit:
  - Bevor Sie mit dem Kochen beginnen, nehmen Sie sich einen Moment Zeit, um Dankbarkeit für die Zutaten, die Hände, die sie angebaut haben, und die Nahrung, die sie liefern, auszudrücken.
- Achtsame Essenspraktiken:
  - Wenden Sie Achtsamkeit auch auf Ihre Essgewohnheiten an. Kauen Sie Ihr Essen gründlich, genießen Sie jeden Bissen, und essen Sie in einer ruhigen, ungestörten Umgebung. Dies fördert die Verdauung und die Aufnahme der Nährstoffe.

3. Beispielmenüs für verschiedene Dosha-Typen: Eine kulinarische Symphonie der Balance

Für Vata Dosha:

- **Frühstück:** Warme Haferflocken mit gedünstetem Obst und etwas Zimt.
- **Mittagessen:** Quinoa-Salat mit geröstetem Gemüse, Kichererbsen und einem Spritzer Olivenöl.
- **Abendessen:** Mungobohnensuppe mit Basmati-Reis und gedünstetem Spargel.

Für Pitta-Dosha:

- **Frühstück:** Kokosmilch-Smoothie mit Mango, Banane und einem Hauch von Kardamom.
- **Mittagessen:** Erfrischender Gurken-Minze-Salat mit gegrilltem Fisch oder Tofu.
- **Abendessen:** Quinoa und Gemüsepfanne mit Korianderchutney als Beilage.

Für Kapha Dosha:

- **Frühstück:** Warmer gewürzter Chai mit einer Scheibe getoastetem Vollkornbrot.
- **Mittagessen:** Linsensuppe mit viel dunklem Blattgemüse und einem Spritzer Zitrone.

- **Abendessen:** Gebackene Süßkartoffel mit sautiertem Grünkohl und etwas Sesam.

Ayurvedisches Kochen ist eine Kunst der Balance:

- **Ausgewogene Geschmacksrichtungen:** Beziehen Sie alle sechs Geschmacksrichtungen (süß, sauer, salzig, bitter, scharf und adstringierend) in Ihre Mahlzeiten ein, um eine harmonische Erfahrung zu machen.
- **Achtsame Portionen:** Achten Sie auf die Portionsgrößen und berücksichtigen Sie dabei Ihre individuelle Konstitution und Ihre aktuellen Ungleichgewichte.
- **Flüssigkeitszufuhr:** Trinken Sie den ganzen Tag über warmes Wasser, und trinken Sie Kräutertees mit ayurvedischen Kräutern wie Fenchel, Ingwer oder Tulsi.

Aufbruch zum kulinarischen Abenteuer Ayurveda: Fazit

Im heiligen Raum Ihrer ayurvedischen Küche wird das Kochen zu einem transformativen Akt - einer Symphonie aus Aromen, Energien und Absicht. Wenn Sie Ihre Küche einrichten, sich die Freude am achtsamen Kochen zu eigen machen und Menüs zusammenstellen, die auf Ihren Dosha-Typ zugeschnitten sind, begeben Sie sich auf ein kulinarisches Abenteuer, das nicht nur den Körper nährt, sondern auch den Geist und die Seele pflegt. Möge jede Mahlzeit ein Fest des Gleichgewichts, der Vitalität und der zeitlosen Weisheit des Ayurveda sein.

Kapitel 2
Der Vata-Ausgleichsakt

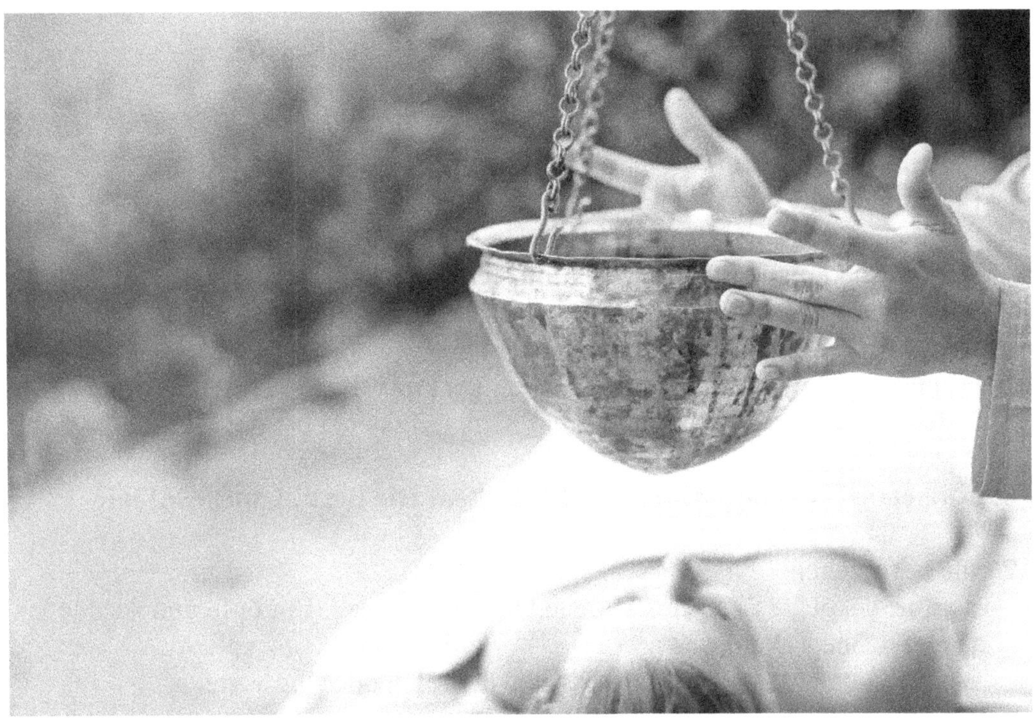

Das Vata-Dosha verstehen

In der alten Weisheit des Ayurveda ist das Vata-Dosha ein dynamisches Zusammenspiel von Luft und Äther und verkörpert die Qualitäten von Bewegung, Veränderung und Kreativität. Um sich im Reich von Vata zurechtzufinden, wollen wir uns mit seinen Eigenschaften, den Anzeichen eines Ungleichgewichts und dem harmonisierenden Tanz von Nahrungsmitteln und Praktiken beschäftigen, die dieses temperamentvolle Dosha ins Gleichgewicht bringen.

1. Merkmale des Vata-Dosha: Die elementare Essenz

- **Qualitäten:** Leicht, trocken, kalt, rau, subtil, beweglich.
- **Saisonale Einflüsse:** Herbst und früher Winter.
- **Körperliche Erscheinungen:** Dünner Körperbau, hervortretende Gelenke, trockene Haut und eine Neigung zu kalten Händen und Füßen.
- **Geistige und emotionale Eigenschaften:** Kreativität, Enthusiasmus, schnelles Denken, aber auch Anfälligkeit für Ängste, Furcht und Unruhe.
- **Verdauungsmuster:** Unregelmäßige Verdauung, Neigung zu Blähungen und Völlegefühl.

2. Merkmale des Vata-Ungleichgewichts: Die Winde der Disharmonie

- Körperliche Anzeichen:
  - Übermäßiger Gewichtsverlust.
  - Unregelmäßige Verdauung und Verstopfung.
  - Kalte Extremitäten und brüchige Nägel.
  - Dehydrierung und trockene Haut.
  - Gelenkschmerzen und Knacken.
- Geistige und emotionale Anzeichen:
  - Beklemmung, Nervosität und Angst.
  - Unruhe und Konzentrationsschwierigkeiten.
  - Schlaflosigkeit und gestörte Schlafmuster.
  - Stimmungsschwankungen und gesteigerte Empfindlichkeit.
- Störungen der Verdauung:
  - Blähungen, Blähungen und unregelmäßiger Appetit.
  - Unterschiedliches Hungergefühl und Schwierigkeiten bei der Gewichtszunahme.

3. Vata-beruhigende Nahrungsmittel und Praktiken: Die Beruhigungssinfonie

- Wärme bevorzugen:
  - Warme, gekochte Speisen stabilisieren Vata. Suppen, Eintöpfe und Aufläufe sind eine ausgezeichnete Wahl.
  - Warme Getränke wie Kräutertees, Gewürzmilch oder Ingwertee.
- Pflegende Öle:
  - Ghee (geklärte Butter) ist erdend und schmierend. Verwenden Sie es beim Kochen oder als Topping.
  - Sesamöl zur Massage oder Selbstmassage (Abhyanga) zur Beruhigung des Nervensystems.
- Feuchte und süße Lebensmittel:
  - Süße, saftige Früchte wie Orangen, Mangos und Bananen.
  - Gekochte Körner wie Reis und Haferflocken haben eine beruhigende und erdende Wirkung.
- Wurzelgemüse und Kürbisse:
  - Karotten, Süßkartoffeln und Winterkürbisse wirken erdend und fördern die Verdauung.
  - Gekochte Rüben und Radieschen sind nahrhaft, ohne Vata zu verschlimmern.
- Gewürze für eine gesunde Verdauung:
  - Kreuzkümmel, Fenchel, Ingwer und Kardamom fördern die Verdauung und geben Wärme.
  - Vermeiden Sie den übermäßigen Gebrauch von rohen Gewürzen oder übermäßig scharfen Speisen.
- Achtsame Flüssigkeitszufuhr:
  - Trinken Sie den ganzen Tag über warmes Wasser, um hydriert zu bleiben.
  - Kräutertees mit beruhigenden Kräutern wie Kamille oder Lavendel.

- Sanfte Gymnastik und Yoga:
    - Wählen Sie sanfte Übungen wie Gehen, Schwimmen oder moderates Yoga.
    - Konzentrieren Sie sich auf erdende Yogastellungen, bei denen Stabilität und Kraft im Vordergrund stehen.
- Regelmäßige Routine und ausreichende Ruhezeiten:
    - Legen Sie einen Tagesablauf fest, der Struktur und Stabilität bietet.
    - Sorgen Sie für ausreichend Ruhe und legen Sie Wert auf einen festen Schlafplan.

4. Vata durch Lebensstilentscheidungen ausgleichen: Die Kunst des harmonischen Lebens

- Wärme und Komfort:
    - Ziehen Sie sich in mehreren Schichten an, um warm zu bleiben, vor allem in den kälteren Jahreszeiten.
    - Halten Sie die Wohn- und Arbeitsräume warm und gemütlich.
- Rhythmische und beruhigende Aktivitäten:
    - Beschäftigen Sie sich mit beruhigenden Aktivitäten wie Lesen, sanfter Musik oder Zeit in der Natur.
    - Schaffen Sie einen Tagesrhythmus mit festen Essenszeiten und regelmäßigen Pausen.
- Praktiken der Achtsamkeit:
    - Achtsame Atemübungen (Pranayama) zur Beruhigung des Nervensystems.
    - Meditations- und Visualisierungsübungen zur Kultivierung der inneren Stabilität.
- Digitale Entgiftung:
    - Begrenzen Sie den Kontakt mit Bildschirmen, vor allem vor dem Schlafengehen.
    - Schaffen Sie technologiefreie Zonen in Wohnräumen.
- Warme Ölmassage (Abhyanga):
    - Regelmäßige Selbstmassage mit warmem Öl, um die Haut zu nähren und das Nervensystem zu beruhigen.
    - Konzentrieren Sie sich auf die Gelenke, insbesondere auf die Ohren, Hände und Füße.
- Erdende Düfte:
    - Verwenden Sie erdende Düfte wie warme Vanille, Sandelholz oder Lavendel.
    - Aromatherapie mit beruhigenden ätherischen Ölen in einem Diffusor oder beim Baden.

Die Winde von Vata harmonisieren: Eine Symphonie des Gleichgewichts

Im Tanz von Vata liegt der Schlüssel darin, Wärme, Nährstoffe und Stabilität zu kultivieren. Mit Vata-freundlichen Lebensmitteln, Praktiken und Lebensstilentscheidungen kann man die temperamentvolle Energie von Vata mit Anmut und Ausgeglichenheit steuern. Mögen Sie auf Ihrer Reise zur Harmonisierung dieses dynamischen Doshas Ruhe in der Sinfonie eines geerdeten Lebens und die beruhigende Melodie von Vata im Gleichgewicht finden.

Vata-Harmonie im alltäglichen Leben

Im zarten Tanz von Vata wird die Schaffung einer harmonischen Umgebung und das Einflechten achtsamer Praktiken in Ihre tägliche Routine zu einem Teppich des Wohlbefindens. Lassen Sie uns erforschen, wie Sie das Gleichgewicht von Vata durch einen durchdacht gestalteten Raum, Geist-Körper-Praktiken und ayurvedische Selbstpflegerituale fördern können, die die Essenz dieses dynamischen Doshas ehren.

1. Eine Vata-ausgleichende Umgebung schaffen: Ruhige Räume schaffen

- Wärme und Gemütlichkeit:
    - Verwenden Sie warme Farben wie erdige Töne, satte Rottöne und warme Gelbtöne in Ihrem Wohnbereich.
    - Kuschelige Decken, Kissen und weiche Texturen schaffen ein Gefühl von Wärme und Komfort.
- Natürliche Elemente:
    - Bringen Sie natürliche Elemente wie Zimmerpflanzen, Holzmöbel und Steine ein, um den Raum zu erden.
    - Sanftes Licht, wie Kerzen oder warmtonige Glühbirnen, wirkt beruhigend.
- Sorgfältig entrümpeln:
    - Sorgen Sie für Ordnung in Ihren Wohnräumen, um mentale Unordnung zu vermeiden.
    - Minimieren Sie übermäßige Stimulation und schaffen Sie eine ruhige Atmosphäre.
- Nützliche Düfte:
    - Verwenden Sie beruhigende Düfte wie Lavendel, Vanille oder Sandelholz in Form von Kerzen, ätherischen Ölen oder Weihrauch.
    - Aromatherapiediffusoren mit erdenden Mischungen tragen zu einer ruhigen Umgebung bei.
- Angenehme Temperaturen:
    - Sorgen Sie für eine angenehme und gleichmäßige Temperatur in Ihren Wohn- und Schlafräumen.
    - Legen Sie mehrere Kleidungsschichten übereinander, um sich zu wärmen, vor allem in der kälteren Jahreszeit.

2. Geist-Körper-Praktiken für Vata-Wohlbefinden: Innere Harmonie kultivieren

- Sanftes Yoga und Stretching:
    - Üben Sie sanfte Yogastellungen und Dehnungsübungen, um die Flexibilität zu fördern und Verspannungen zu lösen.
    - Konzentrieren Sie sich auf erdende Haltungen, die eine Verbindung zur Erde herstellen.
- Achtsames Atmen (Pranayama):
    - Führen Sie langsame, tiefe Atemübungen durch, um das Nervensystem zu beruhigen.
    - Die Wechselatmung (Nadi Shodhana) hilft, die rechte und die linke Gehirnhälfte auszugleichen.

- Meditation und Visualisierung:
  - Integrieren Sie Meditationsübungen, um den Geist zu beruhigen und die Konzentration zu verbessern.
  - Visualisierungstechniken, bei denen man sich einen ruhigen und erdenden Ort vorstellt, können besonders hilfreich sein.
- Beruhigende Klänge:
  - Hören Sie beruhigende Klänge wie sanfte Instrumentalmusik, Naturgeräusche oder Gesänge.
  - Ein sanftes Windspiel oder eine kleine Wasserfontäne sorgen für ein beruhigendes Hörerlebnis.
- Achtsame Bewegungsübungen:
  - Üben Sie sich in achtsamer Bewegung wie Tai Chi oder Qigong.
  - Tanzen Sie mit langsamen, fließenden Bewegungen, um Ihre Kreativität auszudrücken und überschüssige Energie loszulassen.

3. Ayurvedische Selbstpflegerituale für Vata Dosha: Nähren von Körper und Seele

- Warme Ölmassage (Abhyanga):
  - Bevorzugen Sie eine regelmäßige Selbstmassage mit warmem Sesam- oder Mandelöl.
  - Achten Sie auf die Gelenke und die zu Trockenheit neigenden Stellen.
- Feuchtigkeitsspendende Hautpflege:
  - Verwenden Sie feuchtigkeitsspendende Hautpflegeprodukte mit pflegenden Inhaltsstoffen.
  - Tragen Sie eine feuchtigkeitsspendende Gesichtsmaske oder Seren auf Ölbasis auf, um Trockenheit zu bekämpfen.
- Pflegende Haarpflege:
  - Massieren Sie das warme Öl in Kopfhaut und Haar ein, um Trockenheit zu vermeiden und die Durchblutung zu fördern.
  - Verwenden Sie natürliche, sanfte Haarprodukte, um eine übermäßige chemische Belastung zu vermeiden.
- Ausgleichende Badrituale:
  - Nehmen Sie warme Bäder, die mit beruhigenden ätherischen Ölen wie Lavendel oder Kamille versetzt sind.
  - Fügen Sie eine Tasse Bittersalz hinzu, um die Muskeln zu entspannen und ein Gefühl der Ruhe zu vermitteln.
- Achtsame Ernährungspraktiken:
  - Essen Sie in regelmäßigen Abständen warme, nahrhafte Mahlzeiten.
  - Trinken Sie den ganzen Tag über warme Kräutertees, z. B. mit Ingwer oder Lakritze.
- Erdungspraktiken:
  - Verbringen Sie Zeit damit, sich mit der Erde zu verbinden, indem Sie barfuß auf Gras oder Erde laufen.
  - Genießen Sie Aktivitäten im Freien wie Spaziergänge in der Natur, um überschüssige Vata-Energie abzubauen.

Wenn Sie Ihr tägliches Leben mit Praktiken durchdringen, die die Essenz von Vata ehren, können Sie ein Gefühl der Harmonie im dynamischen Tanz dieses Doshas finden. Von der Schaffung einer nährenden Umgebung bis hin zur Kultivierung achtsamer Praktiken und ayurvedischer Selbstfürsorgerituale wird die Reise des Vata-Wohlbefindens zu einem Geflecht aus Gleichgewicht, Vitalität und innerer Gelassenheit. Mögen die Winde von Vata Sie zu einem harmonischen und geerdeten Dasein führen.

Entschleierung des Vata-Geistes: Ein holistischer Ansatz

Um in der komplizierten Landschaft des Vata-Geistes ein Gleichgewicht zu finden, bedarf es eines ganzheitlichen Ansatzes, der geistige Nahrung, achtsames Essen und einen harmonischen Rhythmus zwischen Arbeit und Ruhe umfasst. Lassen Sie uns die Nuancen des Vata-Geistes enträtseln und Praktiken erkunden, die geistiges Wohlbefinden, achtsames Essen und einen ausgewogenen Lebensstil fördern.

1. Geistiges Wohlbefinden für Vata fördern: Eine Symphonie der Gelassenheit

- Achtsames Atmen und Meditation:
    - Kultivieren Sie eine regelmäßige Praxis der achtsamen Atmung (Pranayama), um den Geist zu beruhigen.
    - Meditation, insbesondere die Konzentration auf den Atem oder ein Mantra, kann ein Gefühl der inneren Ruhe vermitteln.
- Kreativität und Ausdrucksfähigkeit:
    - Beschäftigen Sie sich mit kreativen Tätigkeiten wie Schreiben, Zeichnen oder dem Spielen eines Musikinstruments.
    - Der Ausdruck von Emotionen durch kreatives Schaffen kann ein gesundes Ventil sein.
- Aktivitäten zur Erdung:
    - Bauen Sie erdende Aktivitäten wie Spaziergänge in der Natur, Gartenarbeit oder Aufenthalte am Wasser ein.
    - Beschäftigen Sie sich mit Aktivitäten, die Sie mit dem gegenwärtigen Moment und der Stabilität der Erde verbinden.
- Geist-Körper-Praktiken:
    - Sanftes Yoga, vor allem Posen, die sich auf Erdung und Stabilität konzentrieren, können hilfreich sein.
    - Tai Chi oder Qigong mit ihren langsamen und fließenden Bewegungen harmonisieren mit dem Rhythmus von Vata.
- Digitale Entgiftung:
    - Legen Sie Grenzen für die Bildschirmzeit fest, um eine Überstimulation zu vermeiden.
    - Ziehen Sie regelmäßige digitale Entlastungstage in Betracht, um die geistige Klarheit zu fördern und geistige Müdigkeit zu verringern.

2. Achtsames Essen für Vata-Balance: Die Symphonie der Geschmäcker genießen

- Warme und nährende Lebensmittel:
  - Bevorzugen Sie warme, gekochte Mahlzeiten, die Trost und Erdung spenden.
  - Genießen Sie Suppen, Eintöpfe und Aufläufe mit Vata-ausgleichenden Zutaten.
- Das Gleichgewicht der sechs Geschmacksrichtungen:
  - Lassen Sie alle sechs Geschmacksrichtungen (süß, sauer, salzig, bitter, scharf und adstringierend) in Ihre Mahlzeiten einfließen, um ein abgerundetes Erlebnis zu haben.
  - Bevorzugen Sie süße, saure und salzige Geschmacksrichtungen, um Vata zu besänftigen.
- Hydratisierende und nährende Getränke:
  - Trinken Sie über den Tag verteilt warme Kräutertees und vermeiden Sie übermäßiges Koffein.
  - Geben Sie dem Wasser Kräuter wie Minze oder Gurkenscheiben bei, um es frischer zu machen.
- Regelmäßige Essenszeiten:
  - Legen Sie regelmäßige Essenszeiten fest, um dem Vata-Geist ein Gefühl der Routine zu geben.
  - Vermeiden Sie unregelmäßige Essgewohnheiten und legen Sie Wert auf eine achtsame Ernährungsweise.
- Verdauungsfördernde Gewürze:
  - Integrieren Sie verdauungsfördernde Gewürze wie Ingwer, Kümmel und Fenchel in Ihre Mahlzeiten.
  - Diese Gewürze fördern die Verdauung und tragen zu einem Gefühl der Wärme bei.

3. Gleichgewicht zwischen Arbeit und Ruhe für Vata-Harmonie: Der Rhythmus des Wohlbefindens

- Strukturierte tägliche Routine:
  - Gestalten Sie einen Tagesablauf, der feste Zeiten für Arbeit, Mahlzeiten und Ruhezeiten vorsieht.
  - Struktur gibt dem Vata-Geist Stabilität und ein Gefühl der Vorhersehbarkeit.
- Achtsame Arbeitspraktiken:
  - Unterteilen Sie die Aufgaben in überschaubare Abschnitte, damit Sie nicht überfordert sind.
  - Setzen Sie Prioritäten und konzentrieren Sie sich auf eine Aufgabe nach der anderen, um den Überblick zu behalten.
- Regelmäßige Pausen und Bewegung:
  - Machen Sie während des Tages kurze Pausen, um sich zu strecken und zu bewegen.
  - Sanfte Bewegung verhindert Stagnation und unterstützt den natürlichen Fluss der Vata-Energie.
- Ausreichend Ruhe und Schlaf:
  - Achten Sie darauf, dass Sie jede Nacht ausreichend und regelmäßig schlafen.

- Schaffen Sie eine beruhigende Routine vor dem Schlafengehen, um dem Vata-Geist zu signalisieren, dass es Zeit ist, zur Ruhe zu kommen.
- Wiederherstellende Praktiken:
  - Bauen Sie in die Pausen erholsame Praktiken wie tiefes Atmen oder kurze Meditationen ein.
  - Planen Sie Ruhephasen in Ihren Tag ein, um geistige Ermüdung zu vermeiden.

Harmonie im Vata-Geist: Eine holistische Symphonie des Wohlbefindens

Mögen diese ganzheitlichen Praktiken zu Noten in einer Symphonie des Wohlbefindens werden, während Sie durch die delikaten Verwicklungen des Vata-Geistes navigieren. Geistige Ruhe zu pflegen, den Reichtum des achtsamen Essens zu genießen und ein Gleichgewicht im Rhythmus von Arbeit und Ruhe zu finden, schafft einen harmonischen Wandteppich für den Vata-Geist. Möge jede achtsame Entscheidung Sie zu einem Zustand des Gleichgewichts führen, in dem die Winde von Vata in Harmonie mit der Gelassenheit Ihrer inneren Landschaft tanzen.

Die Vata-Reise: Saisonale Überlegungen

Wenn Sie sich auf die Vata-Reise begeben, müssen Sie nicht nur die Nuancen dieses Doshas verstehen, sondern auch durch die sich ständig verändernden Landschaften der Jahreszeiten navigieren. Lassen Sie uns die Kunst erforschen, sich den saisonalen Veränderungen anzupassen, Ihre Essgewohnheiten mit dem Rhythmus der Natur in Einklang zu bringen und Vata-freundliche Aktivitäten zu ergreifen, die mit jeder Jahreszeit im Einklang stehen.

1. Anpassung an saisonale Veränderungen für Vata: Ein Tanz mit den Rhythmen der Natur

- Herbst (Herbst):
  - Wenn die Luft knackig und trocken wird, sollten Sie sich darauf konzentrieren, Wärme und Feuchtigkeit zu erhalten.
  - Integrieren Sie wärmende Gewürze wie Zimt, Nelken und Muskatnuss in Ihre Mahlzeiten.
  - Versorgen Sie sich mit warmen Kräutertees und versorgen Sie sich mit Feuchtigkeit, um Trockenheit zu bekämpfen.
- Winter:
  - Genießen Sie die erdende Energie des Winters mit nährstoffreichen, herzhaften Mahlzeiten.
  - Nehmen Sie Wurzelgemüse, Getreide und Eintöpfe in Ihre Ernährung auf, um sie zu stabilisieren.
  - Halten Sie sich warm und geschützt, denn Vata kann durch das kalte und windige Wetter verschlimmert werden.
- Frühling:
  - Begrüßen Sie die verjüngende Energie des Frühlings mit leichten und frischen Lebensmitteln.

- Bittere und adstringierende Geschmäcker sollen die schweren Eigenschaften des Winters ausgleichen.
  - Führen Sie sanfte Entgiftungspraktiken durch, um sich auf die Jahreszeit der Erneuerung einzustellen.
- Sommer:
  - Bewältigen Sie die Hitze des Sommers, indem Sie kühlende und feuchtigkeitsspendende Lebensmittel bevorzugen.
  - Fügen Sie süße und herbe Geschmacksrichtungen mit saftigen Früchten und Blattgemüse hinzu.
  - Schützen Sie sich vor übermäßiger Sonneneinstrahlung, da Vata hitzeempfindlich sein kann.

2. Saisonales Essen für Vata Dosha: Eine kulinarische Symphonie der Natur

- Herbst (Herbst):
  - Genießen Sie warme, erdende Gerichte wie Butternusskürbissuppe oder gewürzte Süßkartoffeln.
  - Geben Sie gekochtes Obst wie Bratäpfel oder Birnenkompott dazu.
  - Nippen Sie an warmen, gewürzten Getränken, um die innere Wärme zu erhalten.
- Winter:
  - Bevorzugen Sie nährstoffreiche Suppen und Eintöpfe mit Wurzelgemüse und Körnern.
  - Geben Sie wärmende Gewürze wie Ingwer, Knoblauch und schwarzen Pfeffer in Ihre Mahlzeiten.
  - Greifen Sie zu heißen Tees und Getränken, um die Erkältung zu bekämpfen.
- Frühling:
  - Begrüßen Sie die Jahreszeit der Erneuerung mit leichteren, entgiftenden Mahlzeiten.
  - Geben Sie bitteres Grün, Löwenzahn und Spargel in Ihre Salate.
  - Verfeinern Sie Ihre Mahlzeiten mit frischen Kräutern wie Koriander und Minze.
- Sommer:
  - Halten Sie sich mit hydratisierenden Lebensmitteln wie Wassermelone, Gurke und Minze kühl.
  - Entscheiden Sie sich für leichte und erfrischende Mahlzeiten wie Salate und Obstschalen.
  - Experimentieren Sie mit kühlenden Kräutern wie Koriander und Fenchel in Ihren Gerichten.

3. Vata-freundliche Aktivitäten für jede Jahreszeit: Ein Tanz des Gleichgewichts

- Herbst (Herbst):
  - Beschäftigen Sie sich mit reflektierenden Aktivitäten wie Tagebuchschreiben oder kontemplativen Spaziergängen in der Natur.
  - Machen Sie wärmende Indoor-Übungen wie sanftes Yoga oder Tai Chi.
- Winter:

- Pflegen Sie die Gemütlichkeit mit Aktivitäten in Innenräumen wie Lesen oder kreativen Tätigkeiten.
- Wintersportarten wie Schlittschuhlaufen oder Skilanglauf sorgen für sanfte Bewegung.
- Frühling:
  - Verbinden Sie sich wieder mit der Natur durch Aktivitäten im Freien wie Wandern oder Gartenarbeit.
  - Gönnen Sie sich sanfte Entgiftungspraktiken wie Saunagänge oder reinigende Kräutertees.
- Sommer:
  - Genießen Sie die längeren Tage mit Aktivitäten im Freien wie Schwimmen oder Picknicks.
  - Üben Sie kühlendes Yoga oder Meditation in schattigen Bereichen, um die Hitze auszugleichen.

Harmonie in jeder Jahreszeit: Eine Reise zum Vata-Wohlbefinden

Möge Ihre Vata-Reise im rhythmischen Tanz der Jahreszeiten ein Fest der Harmonie und des Gleichgewichts sein. Wenn Sie sich an die einzigartigen Qualitäten jeder Jahreszeit anpassen, Ihre Ernährung auf die Gaben der Natur abstimmen und sich mit Vata-freundlichen Aktivitäten beschäftigen, entsteht eine Symphonie des Wohlbefindens. Möge Ihre Reise durch die Jahreszeiten ein Spiegelbild der angeborenen Weisheit sein, die Sie zu Gleichgewicht, Vitalität und einer harmonischen Verbindung mit der sich ständig verändernden Welt um Sie herum führt.

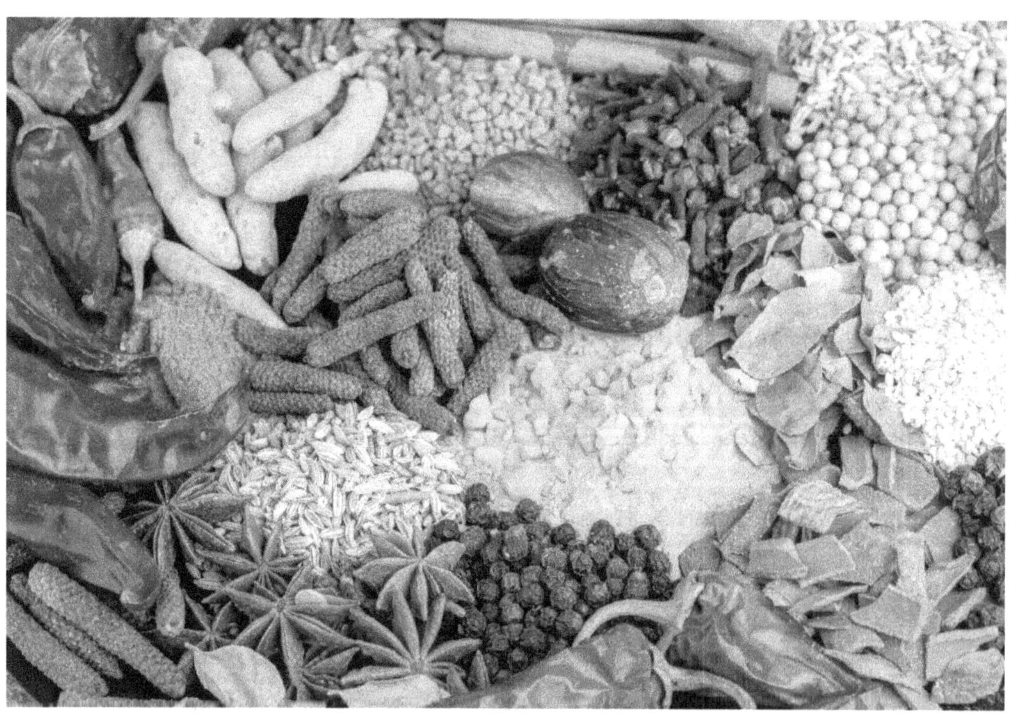

Vata-Weisheit in das tägliche Leben integrieren

Die Essenz der Vata-Weisheit reicht weit über den Tellerrand hinaus und durchdringt jeden Aspekt des täglichen Lebens. Lassen Sie uns die Kunst erforschen, die ayurvedischen Prinzipien über die kulinarischen Entscheidungen hinaus anzuwenden, tägliche Routinen zu entwickeln, die mit dem Vata-Gleichgewicht in Einklang stehen, und die transformative Kraft eines erhöhten Vata-Bewusstseins zu erschließen.

1. Die Anwendung ayurvedischer Prinzipien über den Tellerrand hinaus: Geist, Körper und Seele nähren

- Achtsame Flüssigkeitszufuhr:
  - Trinken Sie über den Tag verteilt warmes Wasser, um die Verdauung zu unterstützen und die innere Wärme zu erhalten.
  - Kräutertees mit Vata-fördernden Kräutern wie Ingwer, Süßholz oder Tulsi wirken feuchtigkeitsspendend.
- Geist-Körper-Praktiken:
  - Integrieren Sie sanftes Yoga oder Dehnungsübungen, um die Flexibilität zu fördern und Stagnation zu vermeiden.
  - Achtsame Atemübungen (Pranayama) haben einen beruhigenden Einfluss auf das Nervensystem.
- Aromatherapie und Düfte:
  - Verwenden Sie erdende Düfte wie Sandelholz, Vetiver oder Lavendel in Ihrem Wohnbereich.
  - Tragen Sie ein kleines Fläschchen mit einem beruhigenden ätherischen Öl für Momente von Stress oder Unruhe bei sich.
- Digitale Entgiftung und achtsame Bildschirmzeit:
  - Bestimmen Sie bestimmte Zeiten für die Bildschirmnutzung und legen Sie Pausen fest, um eine Überstimulation zu vermeiden.
  - Schaffen Sie in Ihren Wohnräumen technikfreie Zonen, um die geistige Ruhe zu fördern.
- Bewusster Konsum:
  - Schaffen Sie ein Bewusstsein für den Medienkonsum und entscheiden Sie sich für Inhalte, die eine positive Einstellung fördern.
  - Wählen Sie Aktivitäten, die den Geist beschäftigen, ohne Stress oder übermäßige geistige Aktivität auszulösen.

2. Tägliche Routinen für Vata-Balance aufbauen: Ein Wandteppich der Stabilität

- Morgenrituale:
  - Beginnen Sie Ihren Tag mit einer erdenden Morgenroutine, die eine Selbstmassage (Abhyanga) mit warmem Öl beinhaltet.

- Legen Sie eine konstante Aufwachzeit fest, um sich mit den natürlichen Rhythmen von Vata zu synchronisieren.
- Strukturierte Arbeit und Pausen:
  - Planen Sie Ihren Arbeitstag mit strukturierten Abschnitten und legen Sie Pausen für Bewegung oder Achtsamkeit ein.
  - Führen Sie in den Pausen kurze erdende Aktivitäten durch, wie z. B. einen zügigen Spaziergang oder tiefes Atmen.
- Nahrhafte Mahlzeiten mit regelmäßigem Zeitplan:
  - Planen Sie in regelmäßigen Abständen warme, nahrhafte Mahlzeiten ein, um ein Gefühl der Routine zu vermitteln.
  - Vermeiden Sie unregelmäßige Essgewohnheiten und üben Sie achtsames Essen für eine optimale Verdauung.
- Reset am Nachmittag:
  - Legen Sie am Nachmittag eine kurze Pause ein, um sich zu erholen und zu verjüngen. Dazu könnte eine kurze Meditation oder ein Spaziergang in der Natur gehören.
  - Vermeiden Sie während dieser Zeit übermäßige Stimulation, um geistige Ermüdung zu vermeiden.
- Abendlicher Abwind:
  - Legen Sie eine beruhigende Abendroutine fest, die den Übergang zur Ruhe signalisiert.
  - Verringern Sie die Bildschirmzeit am Abend und gehen Sie Aktivitäten nach, die der Entspannung dienen.

3. Die transformative Kraft des Vata-Bewusstseins: Eine Reise ins Innere

- Praktiken der Selbstreflexion:
  - Widmen Sie sich Momente der Selbstreflexion und der inneren Beobachtung. Tagebuchschreiben oder kontemplative Spaziergänge können diesen Prozess erleichtern.
  - Achten Sie auf Ihre Gedanken, Gefühle und körperlichen Empfindungen, um Ihr Verständnis für den Einfluss von Vata zu vertiefen.
- Achtsame Anwesenheit kultivieren:
  - Üben Sie Achtsamkeit bei alltäglichen Aktivitäten, sei es beim Essen, beim Spazierengehen oder bei der Erledigung von Routineaufgaben.
  - Richten Sie Ihre Aufmerksamkeit auf den gegenwärtigen Moment, um sich im Jetzt zu verankern und ein Gefühl der Stabilität zu entwickeln.
- Vata-Bewusstsein in Beziehungen:
  - Erweitern Sie das Vata-Bewusstsein auf zwischenmenschliche Interaktionen und erkennen Sie die Auswirkungen des Energieaustauschs.
  - Verbindungen mit Personen und Umgebungen zu fördern, die ein Gefühl der Erdung und Unterstützung vermitteln.
- Die Anpassung an die Jahreszeiten des Lebens:
  - Umfassen Sie die wechselnden Jahreszeiten des Lebens mit Anpassungsfähigkeit und Widerstandsfähigkeit.

- Erkennen, wann Anpassungen in der Routine oder bei der Selbstfürsorge erforderlich sind, um das Gleichgewicht zu erhalten.

Harmonie im Vata-Bewusstsein: Eine sich ständig entfaltende Reise

Wenn Sie die Vata-Weisheit in Ihr tägliches Leben integrieren, möge es eine nahtlose Symphonie des Gleichgewichts und des Bewusstseins werden. Von der achtsamen Flüssigkeitszufuhr bis hin zu strukturierten Tagesabläufen und der transformativen Kraft eines erhöhten Bewusstseins, möge jeder Moment ein bewusster Schritt zur Kultivierung von Harmonie in Geist, Körper und Seele sein. Möge Ihre Reise mit der Vata-Weisheit eine Quelle der Ermächtigung, der Widerstandsfähigkeit und einer immer tieferen Verbindung mit der Essenz des Wohlbefindens sein.

Entschlüsselung des Pitta-Dosha

Im uralten Wandteppich des Ayurveda repräsentiert das Pitta-Dosha den elementaren Tanz von Feuer und Wasser. Lassen Sie uns in die Essenz von Pitta eintauchen, Anzeichen eines Ungleichgewichts erkennen, Lebensstilpraktiken erforschen, um überschüssiges Pitta zu beruhigen, und die kühlende Umarmung von Ayurveda für eine harmonische Pitta-Reise entdecken.

1. Erkennen von Pitta-Ungleichgewicht: Anzeichen und Signale

- Physikalische Indikatoren:
    - **Verdauungsprobleme:** Säurereflux, Sodbrennen oder Entzündungen des Verdauungstrakts.
    - **Hautreizungen:** Ausschlag, Rötung oder Empfindlichkeit, die auf ein Ungleichgewicht der Hitze hinweisen.
    - **Übermäßige Hitze:** Eine Tendenz, sich übermäßig heiß zu fühlen, mit einer Vorliebe für kühlere Umgebungen.
- Geistige und emotionale Anzeichen:
    - **Reizbarkeit und Wut:** Zunehmende Frustration, Ungeduld oder schlechte Laune.
    - **Übermäßiges Denken:** Übermäßige geistige Aktivität, Perfektionismus und eine Tendenz zum Überanalysieren.
    - **Konkurrenzdenken:** Ein erhöhter Wunsch, sich zu übertreffen und zu konkurrieren, manchmal auf Kosten der Entspannung.
- Schlafstörungen:
    - Schwierigkeiten beim Einschlafen oder gestörte Schlafmuster.
    - Lebhafte oder intensive Träume, die einen überaktiven Geist widerspiegeln.
- Ungleichgewichte beim Sehen:
    - Lichtempfindlichkeit oder Sehstörungen.

2. Pitta-beruhigende Lebensgewohnheiten: Das innere Feuer ausbalancieren

- Kühlende Ernährung:
  - Bevorzugen Sie Lebensmittel mit süßem, bitterem und adstringierendem Geschmack, um die Hitze auszugleichen.
  - Nehmen Sie kühlende Lebensmittel wie Gurken, Melonen und Blattgemüse zu sich.
  - Bevorzugen Sie süße Früchte wie reife Mangos und Birnen.
- Praktiken der Flüssigkeitszufuhr:
  - Halten Sie sich den ganzen Tag über mit kühlen, nicht eisgekühlten Getränken gut hydriert.
  - Geben Sie dem Wasser Minze, Koriander oder einen Spritzer Limette für zusätzliche Frische bei.
  - Kokosnusswasser und Aloe-Vera-Saft können für Pitta beruhigend wirken.
- Geist-Körper-Praktiken:
  - Machen Sie beruhigende Yogaübungen mit Schwerpunkt auf Vorwärtsbeugen und sanften Drehungen.
  - Üben Sie sich in Meditation oder Achtsamkeit, um die Intensität des Geistes zu beruhigen.
  - Entscheiden Sie sich für Aktivitäten, die Freude und Entspannung bringen, ohne Konkurrenzdenken auszulösen.
- Kühlende Atemarbeit (Pranayama):
  - Üben Sie Sheetali und Sheetkari Pranayama wegen ihrer kühlenden Wirkung.
  - Bauen Sie langsame, tiefe Atemübungen ein, um die intensive Pitta-Energie auszugleichen.
- Ausgewogenes Arbeitsumfeld:
  - Schaffen Sie einen Arbeitsbereich mit kühlen Farben und ausreichender Belüftung.
  - Planen Sie Pausen ein, um Burnout und geistiger Erschöpfung vorzubeugen.

3. Kühlung und Beruhigung von Pitta mit Ayurveda: Das Heilmittel der Natur

- Ayurvedische Kräuter für Pitta:
  - Aloe vera und Brahmi sind für ihre kühlenden Eigenschaften bekannt.
  - Amalaki (Indische Stachelbeere) ist ein starkes Antioxidans, das das Pitta-Gleichgewicht unterstützt.
  - Koriander- und Fenchelsamen können in Tees aufgegossen werden, die eine beruhigende Wirkung haben.
- Ölmassage (Abhyanga):
  - Verwenden Sie für die Selbstmassage kühlende Öle wie Kokosnuss- oder Sonnenblumenöl.
  - Konzentrieren Sie sich auf die Kopfhaut, den Nacken und die Füße, um überschüssige Wärme abzugeben.
- Pitta-freundliche Farben:
  - Umgeben Sie sich mit beruhigenden Farben wie Blau, Grün und Weiß.
  - Tragen Sie hellere, kühlere Farbtöne, um die Intensität von Pitta auszugleichen.
- Kühlende Edelsteine:

- Schmücken Sie sich mit Edelsteinen wie Mondstein, Perlen oder Jade, denn sie haben eine kühlende Wirkung.
  - Tragen Sie diese Steine als Schmuck oder tragen Sie sie als Taschensteine bei sich.
- Baden im Mond:
  - Verbringen Sie in den Abendstunden Zeit im sanften Licht des Mondes.
  - Dem Mondbad wird eine kühlende Wirkung auf Körper und Geist zugeschrieben.

Harmonie in Pitta: Die kühlen Gewässer der Balance umarmen

Während Sie durch die feurigen Landschaften des Pitta navigieren, mögen die Praktiken der kühlenden Ernährung, der beruhigenden Atemarbeit und der sanften Berührung des Ayurveda Sie zum Gleichgewicht führen. Das Erkennen von Anzeichen eines Ungleichgewichts, die Einbeziehung von Pitta-fördernden Lebensgewohnheiten und die kühle Umarmung ayurvedischer Heilmittel schaffen eine harmonische Reise in das strahlende Reich von Pitta. Möge Ihr Weg ein Weg des Gleichgewichts, der Vitalität und der heiteren Gelassenheit sein, die entsteht, wenn das Feuer im Inneren seine perfekte Balance findet.

Frühstück

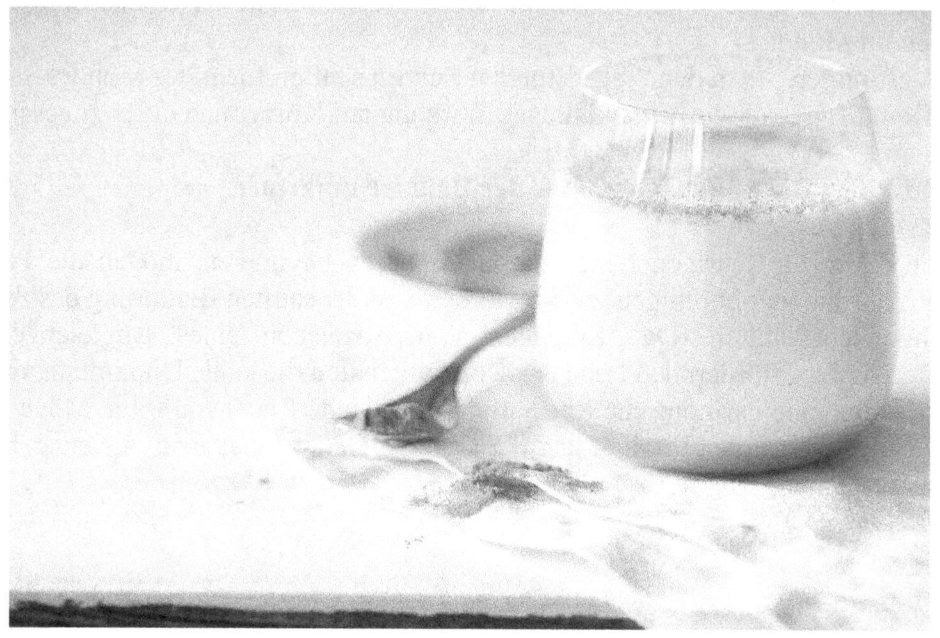

1. Ayurvedischer Chia-Samen-Pudding

Zutaten:

- zwei Esslöffel Chiasamen
- eine Tasse Mandelmilch (oder andere milchfreie Milch)
- ein halber Teelöffel Zimt
- halber Teelöffel Kardamom
- ein Esslöffel Honig
- In Scheiben geschnittene Früchte zum Garnieren (z. B. Beeren, Banane)

Anweisungen:

1. In einer Schüssel Chiasamen, Mandelmilch, Zimt und Kardamom mischen. Gut umrühren.
2. Mindestens vier Stunden oder über Nacht im Kühlschrank ruhen lassen.
3. Vor dem Servieren den Honig darüber träufeln und mit geschnittenen Früchten garnieren.

Kochzeit: vier Stunden (einschließlich Einweichzeit)

Nährstoffgehalt pro Portion:

- Kaloriengehalt: 250

- Aminogehalt: 6g
- Gehalt an Fettsäuren: 12g
- Kohlenhydratgehalt: 30g
- Ballaststoffgehalt: 15g

2. Gewürzter Quinoa-Brei

Zutaten:

- eine halbe Tasse Quinoa, abgespült
- eine Tasse Wasser
- eine Tasse Kokosnussmilch
- ein viertel Teelöffel gemahlener Ingwer
- ein viertel Teelöffel gemahlener Kurkuma
- ein Esslöffel Kokosnussflocken
- ein Esslöffel Ahornsirup
- Gehackte Nüsse zum Garnieren (z. B. Mandeln, Walnüsse)

Anweisungen:

1. Quinoa, Wasser und Kokosnussmilch in einem Topf vermengen. Zum Kochen bringen.
2. Die Hitze reduzieren, Ingwer und Kurkuma hinzufügen und köcheln lassen, bis die Quinoa gar ist (etwa fünfzehn Minuten).
3. Kokosflocken und Ahornsirup einrühren.
4. Warm servieren und mit gehackten Nüssen bestreuen.

Kochzeit: 20 Minuten

Nährstoffgehalt pro Portion:

- Kaloriengehalt: 350
- Aminogehalt: 9g
- Gehalt an Fettsäuren: 20g
- Kohlenhydratgehalt: 38g
- Fasergehalt: 5g

3. Ayurvedisches Gemüse-Omelett

Zutaten:

- zwei Eier
- eine viertel Tasse gehackte Paprikaschoten (rot und gelb)
- eine viertel Tasse gehackter Spinat

- eine viertel Tasse gewürfelte Tomaten
- ein viertel Teelöffel Kreuzkümmelpulver
- Salz und Pfeffer nach Geschmack
- Ghee zum Kochen

Anweisungen:

1. Eier in einer Schüssel verquirlen und gehacktes Gemüse, Kreuzkümmel, Salz und Pfeffer hinzufügen. Gut mischen.
2. Ghee in einer Pfanne auf mittlerer Stufe erhitzen.
3. Die Eimasse in die Pfanne geben und backen, bis die Ränder fest werden.
4. Wenden und kochen, bis das Omelett durchgebraten ist.

Kochzeit: 10 Minuten

Nährstoffgehalt pro Portion:

- Kaloriengehalt: 220
- Aminogehalt: 16g
- Gehalt an Fettsäuren: 15g
- Kohlenhydratgehalt: 7g
- Fasergehalt: 2g

4. Ayurvedische Haferflocken mit Mandelbutter über Nacht

Zutaten:

- eine halbe Tasse Haferflocken
- eine halbe Tasse Mandelmilch
- ein Esslöffel Mandelbutter
- ein Teelöffel Honig
- ein viertel Teelöffel Kardamom
- In Scheiben geschnittene Bananen für den Belag

Anweisungen:

1. Haferflocken, Mandelmilch, Mandelbutter, Honig und Kardamom in einem Glas vermengen.
2. Gut umrühren, abdecken und über Nacht in den Kühlschrank stellen.
3. Vor dem Servieren mit in Scheiben geschnittenen Bananen garnieren.

Kochzeit: Über Nacht (einschließlich Einweichzeit)

Nährstoffgehalt pro Portion:

- Kaloriengehalt: 300
- Aminogehalt: 8g
- Gehalt an Fettsäuren: 12g
- Kohlenhydratgehalt: 40g
- Fasergehalt: 6g

5. Ayurvedische Kurkuma-Smoothie-Schale

Zutaten:

- eine gefrorene Banane
- eine halbe Tasse mit Ananasstückchen
- ein halber Teelöffel Kurkumapulver
- ein halber Teelöffel geriebener Ingwer
- eine halbe Tasse Kokosnusswasser
- Belag: Müsli, Chiasamen, Kiwi in Scheiben

Anweisungen:

1. Banane, Ananas, Kurkumapulver, Ingwer und Kokosnusswasser pürieren, bis sie glatt sind.
2. In eine Schüssel umfüllen und mit Zutaten Ihrer Wahl garnieren.

Kochzeit: fünf Minuten

Nährstoffgehalt pro Portion:

- Kaloriengehalt: 280
- Aminogehalt: 5g
- Gehalt an Fettsäuren: 2g
- Kohlenhydratgehalt: 65g
- Fasergehalt: 8g

6. Ayurvedischer Avocado-Toast mit Rettich

Zutaten:

- eine Scheibe Vollkornbrot
- halbe reife Avocado, püriert

- Radieschen in Scheiben geschnitten
- etwas Kreuzkümmelpulver
- Eine Prise Meersalz

Anweisungen:

1. Toasten Sie die Brotscheibe.
2. Die zerdrückte Avocado darauf verteilen.
3. Die geschnittenen Radieschen anrichten, mit Kreuzkümmel bestreuen und eine Prise Meersalz hinzufügen.

Kochzeit: fünf Minuten

Nährstoffgehalt pro Portion:

- Kaloriengehalt: 220
- Aminogehalt: 5g
- Gehalt an Fettsäuren: 15g
- Kohlenhydratgehalt: 20g
- Fasergehalt: 8g

7. Ayurvedische Buchweizenpfannkuchen

Zutaten:

- eine halbe Tasse Buchweizenmehl
- eine halbe Tasse Mandelmilch
- eine reife Banane, zerdrückt
- ein halber Teelöffel Zimt
- ein viertel Teelöffel Backpulver
- Ghee zum Kochen

Anweisungen:

1. In einer Schüssel Buchweizenmehl, Mandelmilch, zerdrückte Banane, Zimt und Backpulver vermischen.
2. Ghee in einer Pfanne erhitzen und den Teig in kleinen Portionen zu Pfannkuchen formen.
3. Garen, bis sich Blasen bilden, dann umdrehen und die andere Seite garen.

Kochzeit: fünfzehn Minuten

Nährstoffgehalt pro Portion:

- Kaloriengehalt: 280
- Aminogehalt: 7g
- Gehalt an Fettsäuren: 8g
- Kohlenhydratgehalt: 45g
- Fasergehalt: 6g

8. Ayurvedischer Obstsalat mit Minze

Zutaten:

- eine Tasse mit gemischten Früchten der Saison (z. B. Beeren, Mango, Kiwi)
- Frische Minzblätter, gehackt
- ein Esslöffel Honig
- Ein Spritzer Limettensaft

Anweisungen:

1. Die Früchte zerkleinern und in einer Schüssel mischen.
2. Honig und Limettensaft über die Früchte träufeln.
3. Mit gehackten Minzblättern garnieren.

Kochzeit: 10 Minuten

Nährstoffgehalt pro Portion:

- Kaloriengehalt: 120
- Aminogehalt: 2g
- Gehalt an Fettsäuren: 1g
- Kohlenhydratgehalt: 30g
- Fasergehalt: 5g

9. Ayurvedischer Masala Chai

Zutaten:

- eine Tasse Wasser
- eine halbe Tasse Mandelmilch
- ein Teelöffel schwarze Teeblätter

- ein halber Teelöffel geriebener Ingwer
- ein viertel Teelöffel Kardamom
- ein viertel Teelöffel Zimt
- ein Teelöffel Honig

Anweisungen:

1. In einem Kochtopf Wasser und Mandelmilch zum Kochen bringen.
2. Schwarzteeblätter, geriebenen Ingwer, Kardamom und Zimt hinzufügen.
3. Fünf Minuten köcheln lassen, abseihen und Honig hinzufügen.

Kochzeit: 10 Minuten

Nährstoffgehalt pro Portion:

- Kaloriengehalt: 30
- Aminogehalt: 1g
- Gehalt an Fettsäuren: 1g
- Kohlenhydratgehalt: 5g
- Fasergehalt: 1g

10. Ayurvedischer Reispudding (Kheer)

Zutaten:

- eine halbe Tasse Basmati-Reis
- zwei Tassen Mandelmilch
- eine viertel Tasse Rosinen
- ein viertel Teelöffel Kardamom
- eine viertel Tasse gehackte Nüsse (z. B. Mandeln, Pistazien)
- ein Esslöffel Ahornsirup

Anweisungen:

1. Reis abspülen und in Mandelmilch weich kochen.
2. Rosinen, Kardamom und gehackte Nüsse unterrühren.
3. Köcheln lassen, bis der Pudding eindickt, dann mit Ahornsirup süßen.

Kochzeit: 30 Minuten

Nährstoffgehalt pro Portion:

- Kaloriengehalt: 280

- Aminogehalt: 7g
- Gehalt an Fettsäuren: 12g
- Kohlenhydratgehalt: 38g
- Fasergehalt: 3g

Mittagessen

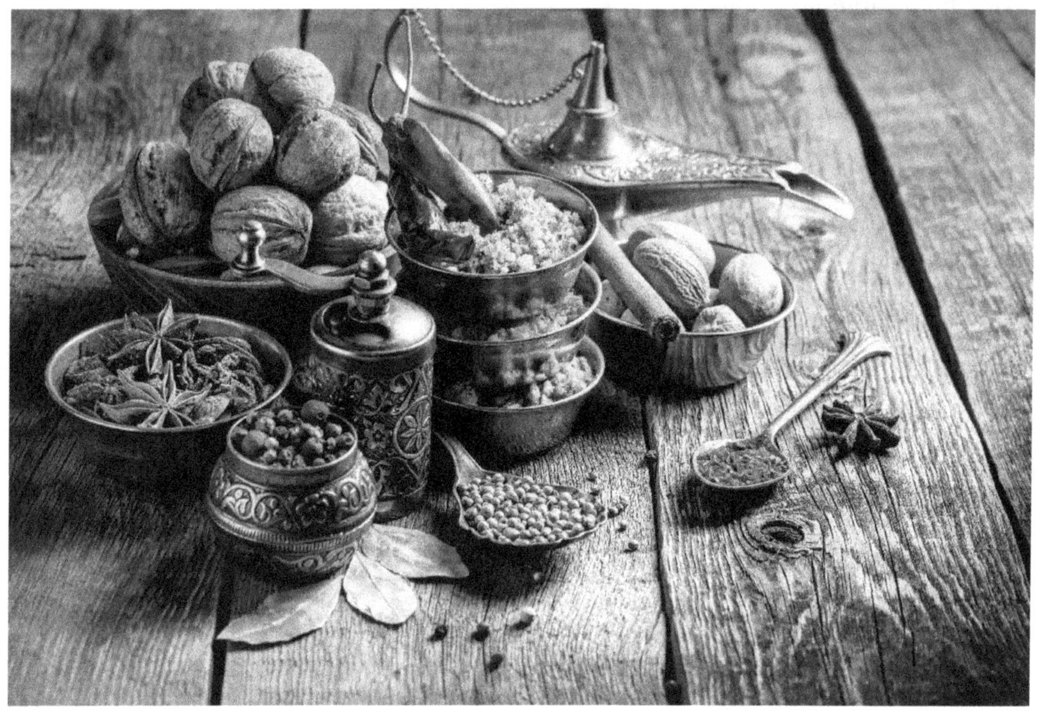

11. Gebratenes Quinoa-Gemüse

Zutaten:

- eine Tasse Quinoa
- zwei Tassen voll Wasser
- ein Esslöffel Ghee
- eine Tasse gemischtes Gemüse (Karotten, Paprika, Erbsen)
- ein halber Teelöffel Kreuzkümmelpulver
- ein halber Teelöffel Korianderpulver
- Salz und Pfeffer nach Geschmack
- Frischer Koriander zum Garnieren

Anweisungen:

1. Quinoa abspülen und in Wasser kochen, bis sie breiig ist.
2. In einer Pfanne Ghee erhitzen und das gemischte Gemüse anbraten, bis es weich ist.
3. Gekochte Quinoa, Kreuzkümmelpulver, Korianderpulver, Salz und Pfeffer hinzufügen.
4. Gut umrühren und vor dem Servieren mit frischem Koriander garnieren.

Kochzeit: 20 Minuten

Nährstoffgehalt pro Portion:

- Kaloriengehalt: 350
- Aminogehalt: 10g
- Gehalt an Fettsäuren: 8g
- Kohlenhydratgehalt: 60g
- Fasergehalt: 8g

12. Ayurvedische Linsensuppe (Dal)

Zutaten:

- eine Tasse gespaltene gelbe Linsen (moong dal)
- vier Tassen voll Wasser
- ein Esslöffel Ghee
- ein Teelöffel Kreuzkümmelsamen
- ein halber Teelöffel Kurkuma
- ein halber Teelöffel Korianderpulver
- Salz nach Geschmack
- Frische Zitronenspalten zum Servieren

Anweisungen:

1. Linsen abspülen und in Wasser weich kochen.
2. In einer separaten Pfanne Ghee erhitzen und Kreuzkümmelsamen hinzufügen.
3. Kurkuma und Korianderpulver hinzufügen und kurz anbraten.
4. Die Gewürzmischung mit den gekochten Linsen vermischen, salzen und köcheln lassen.
5. Mit einem Spritzer frischer Zitrone servieren.

Kochzeit: 30 Minuten

Nährstoffgehalt pro Portion:

- Kaloriengehalt: 250
- Aminogehalt: 15g
- Gehalt an Fettsäuren: 5g
- Kohlenhydratgehalt: 40g
- Ballaststoffgehalt: 15g

13. Gemüse-Kitchari

Zutaten:

- eine halbe Tasse Basmati-Reis
- eine halbe Tasse gelbe gespaltene Mungbohnen
- vier Tassen voll Wasser
- ein Esslöffel Ghee
- ein Teelöffel Kreuzkümmelsamen
- ein halber Teelöffel Kurkuma
- halber Teelöffel Ingwer, gerieben
- Gemischtes Gemüse (Karotten, Zucchini, Erbsen)
- Salz nach Geschmack
- Frischer Koriander zum Garnieren

Anweisungen:

1. Reis und Mungobohnen abspülen und in Wasser weich kochen.
2. In einer Pfanne Ghee erhitzen und Kreuzkümmelsamen, Kurkuma und geriebenen Ingwer hinzufügen.
3. Gemischtes Gemüse hinzufügen und anbraten, bis es weich ist.
4. Die Gemüsemischung mit dem gekochten Reis und den Bohnen vermischen.
5. Mit Salz abschmecken, mit frischem Koriander garnieren und servieren.

Kochzeit: 40 Minuten

Nährstoffgehalt pro Portion:

- Kaloriengehalt: 300
- Aminogehalt: 12g
- Gehalt an Fettsäuren: 7g
- Kohlenhydratgehalt: 50g
- Fasergehalt: 10g

14. Ayurvedischer Kichererbsensalat

Zutaten:

- eine Dose Kichererbsen, abgetropft und abgespült
- eine Salatgurke, gewürfelt
- eine Tasse Kirschtomaten, halbiert
- eine viertel Tasse rote Zwiebel, fein gehackt
- eine viertel Tasse frischer Koriander, gehackt

- ein Esslöffel Olivenöl
- Saft einer Zitrone
- ein halber Teelöffel Kreuzkümmelpulver
- Salz und Pfeffer nach Geschmack

Anweisungen:

1. Kichererbsen, Gurken, Kirschtomaten, rote Zwiebeln und Koriander in einer Schüssel vermengen.
2. In einer separaten kleinen Schüssel Olivenöl, Zitronensaft, Kreuzkümmelpulver, Salz und Pfeffer verquirlen.
3. Das Dressing über den Salat gießen und vorsichtig durchschwenken.
4. Gekühlt servieren.

Kochzeit: 10 Minuten

Nährstoffgehalt pro Portion:

- Kaloriengehalt: 280
- Aminogehalt: 9g
- Gehalt an Fettsäuren: 10g
- Kohlenhydratgehalt: 40g
- Fasergehalt: 10g

15. Curry mit Spinat und Tofu

Zutaten:

- eine Tasse festen Tofu, gewürfelt
- zwei Tassen Spinat, zerkleinert
- ein Esslöffel Kokosnussöl
- eine Zwiebel, fein gehackt
- zwei Tomaten, püriert
- ein Teelöffel Ingwer-Knoblauch-Paste
- ein halber Teelöffel Kurkuma
- ein Teelöffel Kreuzkümmelpulver
- ein Teelöffel Korianderpulver
- Salz und Chilipulver nach Geschmack
- Frischer Koriander zum Garnieren

Anweisungen:

1. Kokosöl in einer Pfanne erhitzen und die gehackten Zwiebeln goldgelb anbraten.
2. Ingwer-Knoblauch-Paste hinzufügen und kochen, bis der rohe Geruch verschwindet.
3. Tomatenpüree, Kurkuma, Kreuzkümmel, Koriander, Salz und Chilipulver hinzufügen. Kochen, bis sich das Öl absetzt.
4. Tofuwürfel und gehackten Spinat hinzufügen. Köcheln lassen, bis der Tofu durcherhitzt ist und der Spinat welk wird.
5. Vor dem Servieren mit frischem Koriander garnieren.

Kochzeit: 30 Minuten

Nährstoffgehalt pro Portion:

- Kaloriengehalt: 320
- Aminogehalt: 18g
- Gehalt an Fettsäuren: 15g
- Kohlenhydratgehalt: 30g
- Fasergehalt: 8g

16. Ayurveda-Curry aus Süßkartoffeln und Linsen

Zutaten:

- eine Tasse rote Linsen
- zwei Tassen voll Wasser
- eine große Süßkartoffel, gewürfelt
- ein Esslöffel Ghee
- eine Zwiebel, fein gehackt
- zwei Tomaten, gewürfelt
- ein Teelöffel Kurkuma
- ein Teelöffel Kreuzkümmelpulver
- ein Teelöffel Korianderpulver
- Salz und Pfeffer nach Geschmack
- Frische Petersilie zum Garnieren

Anweisungen:

1. Linsen abspülen und in Wasser kochen, bis sie weich sind.
2. In einer anderen Pfanne Ghee erhitzen und die Zwiebeln goldgelb anbraten.
3. Süßkartoffel, Tomaten, Kurkuma, Kreuzkümmelpulver, Korianderpulver, Salz und Pfeffer hinzufügen.
4. Gekochte Linsen einrühren und köcheln lassen, bis die Süßkartoffeln weich sind.

5. Vor dem Servieren mit frischer Petersilie garnieren.

Kochzeit: 40 Minuten

Nährstoffgehalt pro Portion:

- Kaloriengehalt: 300
- Aminogehalt: 15g
- Gehalt an Fettsäuren: 5g
- Kohlenhydratgehalt: 50g
- Ballaststoffgehalt: 12g

17. Ayurvedische Blumenkohl-Reis-Schale

Zutaten:

- ein Kopf Blumenkohl, reisförmig gerieben
- eine Tasse gemischtes Gemüse (Brokkoli, Karotten, Erbsen)
- ein Esslöffel Kokosnussöl
- ein Teelöffel Senfkörner
- ein halber Teelöffel Kurkuma
- ein halber Teelöffel Kreuzkümmelpulver
- Salz nach Geschmack
- Geschnittene Mandeln zum Garnieren

Anweisungen:

1. Kokosnussöl in einer Pfanne erhitzen und Senfkörner hinzufügen. Lassen Sie sie aufpoppen.
2. Geriebenen Blumenkohl, gemischtes Gemüse, Kurkuma, Kreuzkümmelpulver und Salz hinzufügen.
3. Anbraten, bis das Gemüse weich ist und der Blumenkohl gar ist.
4. Vor dem Servieren mit gehobelten Mandeln garnieren.

Kochzeit: 20 Minuten

Nährstoffgehalt pro Portion:

- Kaloriengehalt: 180
- Aminogehalt: 6g
- Gehalt an Fettsäuren: 12g
- Kohlenhydratgehalt: 20g
- Fasergehalt: 8g

18. Ayurvedischer Kichererbsen-Spinat-Eintopf

Zutaten:

- eine Dose Kichererbsen, abgetropft und abgespült
- zwei Tassen Spinat, zerkleinert
- eine Zwiebel, fein gehackt
- zwei Tomaten, gewürfelt
- ein Esslöffel Ghee
- ein Teelöffel Ingwer-Knoblauch-Paste
- ein halber Teelöffel Kreuzkümmelpulver
- ein halber Teelöffel Korianderpulver
- ein halber Teelöffel Paprikapulver
- Salz und Pfeffer nach Geschmack
- Frischer Koriander zum Garnieren

Anweisungen:

1. In einem Topf Ghee erhitzen und die Zwiebeln darin glasig dünsten.
2. Ingwer-Knoblauch-Paste hinzufügen und aromatisch kochen.
3. Kichererbsen, Spinat, Tomaten, Kreuzkümmelpulver, Korianderpulver, Paprika, Salz und Pfeffer hinzufügen.
4. Köcheln lassen, bis die Kichererbsen durcherhitzt sind und der Spinat welkt.
5. Vor dem Servieren mit frischem Koriander garnieren.

Kochzeit: 30 Minuten

Nährstoffgehalt pro Portion:

- Kaloriengehalt: 250
- Aminogehalt: 10g
- Gehalt an Fettsäuren: 8g
- Kohlenhydratgehalt: 35g
- Fasergehalt: 10g

19. Ayurvedisches Gemüse-Tofu-Rührbraten

Zutaten:

- eine Tasse festen Tofu, gewürfelt
- zwei Tassen gemischtes Gemüse (Paprika, Zuckerschoten, Karotten)
- ein Esslöffel Sesamöl
- ein Esslöffel Tamari (oder Sojasauce)

- ein Teelöffel Ingwer, gerieben
- ein Teelöffel Sesamsamen
- Frischer Schnittlauch zum Garnieren

Anweisungen:

1. In einem Wok oder einer Pfanne das Sesamöl erhitzen und den Tofu goldgelb anbraten.
2. Gemischtes Gemüse, geriebenen Ingwer und Tamari hinzufügen. Unter Rühren braten, bis das Gemüse weich ist.
3. Sesamsamen über das Wokgericht streuen.
4. Vor dem Servieren mit frischem Schnittlauch garnieren.

Kochzeit: fünfzehn Minuten

Nährstoffgehalt pro Portion:

- Kaloriengehalt: 280
- Aminogehalt: 15g
- Gehalt an Fettsäuren: 15g
- Kohlenhydratgehalt: 25g
- Fasergehalt: 8g

20. Ayurvedische Zucchini-Nudeln mit Pesto

Zutaten:

- zwei große Zucchinis, spiralförmig zu Nudeln geschnitten
- eine Tasse Kirschtomaten, halbiert
- eine viertel Tasse Pinienkerne
- eine viertel Tasse frische Basilikumblätter
- eine viertel Tasse geriebener Parmesankäse
- eine Knoblauchzehe
- eine viertel Tasse Olivenöl
- Salz und Pfeffer nach Geschmack

Anweisungen:

1. Pinienkerne, Basilikum, Parmesan, Knoblauch und Olivenöl in einen Mixer geben. Zu einer Pesto-Sauce pürieren.
2. In einer Schüssel Zucchininudeln und Kirschtomaten mit dem Pesto vermengen.
3. Vor dem Servieren mit Salz und Pfeffer würzen.

Kochzeit: fünfzehn Minuten

Nährstoffgehalt pro Portion:

- Kaloriengehalt: 220
- Aminogehalt: 5g
- Gehalt an Fettsäuren: 18g
- Kohlenhydratgehalt: 10g
- Fasergehalt: 3g

Abendessen

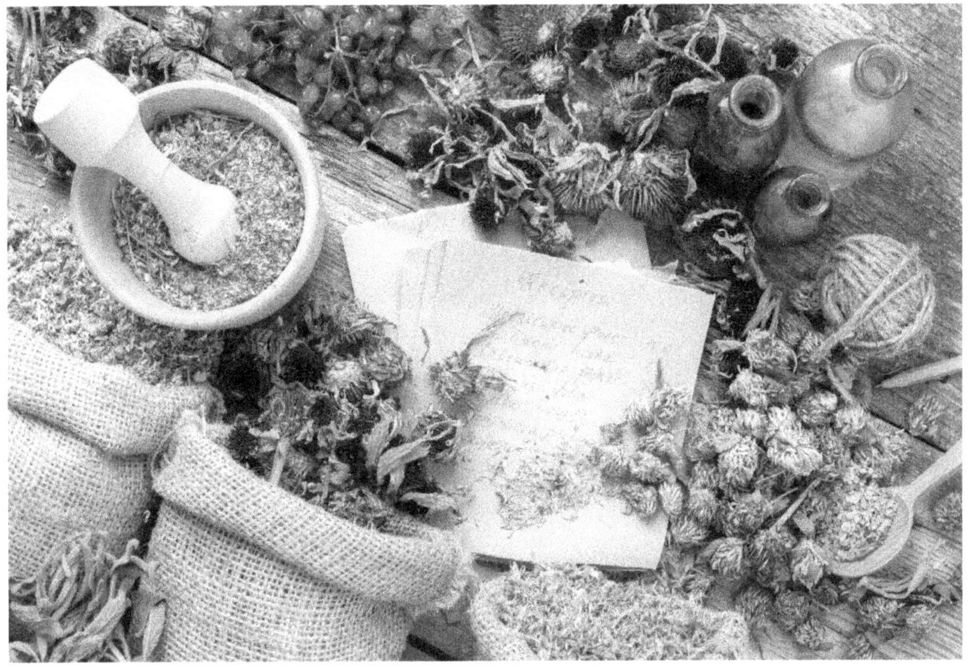

21. Ayurvedischer Quinoa- und Gemüsepilaw

Zutaten:

- eine Tasse Quinoa
- zwei Tassen Wasser oder Gemüsebrühe
- ein Esslöffel Ghee
- eine Tasse gemischtes Gemüse (Karotten, Erbsen, Mais)
- ein halber Teelöffel Kreuzkümmelsamen
- ein halber Teelöffel Korianderpulver
- Salz und Pfeffer nach Geschmack
- Frische Minze zum Garnieren

Anweisungen:

1. Quinoa gründlich abspülen.
2. In einem Topf Ghee erhitzen und die Kreuzkümmelsamen anrösten, bis sie platzen.
3. Gemischtes Gemüse hinzufügen und kochen, bis es leicht weich ist.
4. Quinoa, Korianderpulver, Salz und Pfeffer einrühren.
5. Mit Wasser oder Brühe aufgießen, zum Kochen bringen und köcheln lassen, bis die Quinoa gar ist.

6. Vor dem Servieren mit frischer Minze garnieren.

Kochzeit: fünfundzwanzig Minuten

Nährstoffgehalt pro Portion:

- Kaloriengehalt: 280
- Aminogehalt: 10g
- Gehalt an Fettsäuren: 8g
- Kohlenhydratgehalt: 45g
- Fasergehalt: 8g

22. Ayurvedischer Linsen- und Gemüseeintopf

Zutaten:

- eine Tasse braune Linsen
- vier Tassen Wasser oder Gemüsebrühe
- ein Esslöffel Ghee
- eine Zwiebel, fein gehackt
- zwei Möhren, gewürfelt
- zwei Stangen Staudensellerie, gewürfelt
- ein Teelöffel Kurkuma
- ein Teelöffel Kreuzkümmelpulver
- Salz und Pfeffer nach Geschmack
- Frische Petersilie zum Garnieren

Anweisungen:

1. Linsen abspülen und in Wasser oder Brühe weich kochen.
2. In einer Pfanne Ghee erhitzen und die Zwiebeln goldgelb anbraten.
3. Möhren, Sellerie, Kurkuma, Kreuzkümmel, Salz und Pfeffer hinzufügen.
4. Mit den gekochten Linsen vermengen und köcheln lassen, bis das Gemüse weich ist.
5. Vor dem Servieren mit frischer Petersilie garnieren.

Kochzeit: 40 Minuten

Nährstoffgehalt pro Portion:

- Kaloriengehalt: 320
- Aminogehalt: 15g
- Gehalt an Fettsäuren: 5g
- Kohlenhydratgehalt: 55g

- Ballaststoffgehalt: 15g

23. Ayurvedisches Spinat- und Kichererbsen-Curry

Zutaten:

- eine Dose Kichererbsen, abgetropft und abgespült
- zwei Tassen Spinat, zerkleinert
- ein Esslöffel Kokosnussöl
- eine Zwiebel, fein gehackt
- zwei Tomaten, gewürfelt
- ein Teelöffel Ingwer-Knoblauch-Paste
- ein halber Teelöffel Kurkuma
- ein Teelöffel Kreuzkümmelpulver
- ein Teelöffel Korianderpulver
- Salz und Pfeffer nach Geschmack
- Frischer Koriander zum Garnieren

Anweisungen:

1. Kokosöl in einem Topf erhitzen und die Zwiebeln darin glasig dünsten.
2. Ingwer-Knoblauch-Paste hinzufügen und aromatisch kochen.
3. Kichererbsen, Spinat, Tomaten, Kurkuma, Kreuzkümmelpulver, Korianderpulver, Salz und Pfeffer hinzufügen.
4. Köcheln lassen, bis die Kichererbsen durcherhitzt sind und der Spinat welkt.
5. Vor dem Servieren mit frischem Koriander garnieren.

Kochzeit: 30 Minuten

Nährstoffgehalt pro Portion:

- Kaloriengehalt: 280
- Aminogehalt: 10g
- Gehalt an Fettsäuren: 8g
- Kohlenhydratgehalt: 40g
- Fasergehalt: 10g

24. Ayurvedische gefüllte Paprikaschoten

Zutaten:

- vier Paprikaschoten, halbiert und entkernt
- eine Tasse Quinoa, gekocht

- eine Dose schwarze Bohnen, abgetropft und abgespült
- eine Tasse Maiskörner
- eine Tasse mit gewürfelten Tomaten
- ein Teelöffel Kreuzkümmelpulver
- ein Teelöffel Chilipulver
- Salz und Pfeffer nach Geschmack
- Geriebener Käse zum Bestreuen (optional)

Anweisungen:

1. Den Backofen auf 190°C (375°F) vorheizen.
2. Gekochte Quinoa, schwarze Bohnen, Mais, Tomaten, Kreuzkümmelpulver, Chilipulver, Salz und Pfeffer in einer Schüssel mischen.
3. Die Paprikaschoten mit der Quinoa-Mischung füllen.
4. Gefüllte Paprikaschoten in eine Auflaufform legen, mit Folie abdecken und 25-30 Minuten backen.
5. Optional kann vor dem Servieren geriebener Käse darüber gestreut werden.

Kochzeit: 40 Minuten

Nährstoffgehalt pro Portion:

- Kaloriengehalt: 320
- Aminogehalt: 12g
- Gehalt an Fettsäuren: 5g
- Kohlenhydratgehalt: 60g
- Ballaststoffgehalt: 12g

25. Ayurvedisches Brokkoli-Tofu-Rührbraten

Zutaten:

- eine Tasse festen Tofu, gewürfelt
- zwei Tassen voll Brokkoliröschen
- ein Esslöffel Sesamöl
- ein Esslöffel Tamari (oder Sojasauce)
- ein Teelöffel Ingwer, gerieben
- ein Teelöffel Sesamsamen
- Brauner Reis zum Servieren

Anweisungen:

1. In einem Wok oder einer Pfanne das Sesamöl erhitzen und den Tofu goldgelb anbraten.

2. Brokkoli und geriebenen Ingwer hinzufügen. Unter Rühren braten, bis der Brokkoli weich ist.
3. Mit Tamari beträufeln und mit Sesamsamen bestreuen.
4. Mit gekochtem braunem Reis servieren.

Kochzeit: 20 Minuten

Nährstoffgehalt pro Portion:

- Kaloriengehalt: 280
- Aminogehalt: 15g
- Gehalt an Fettsäuren: 15g
- Kohlenhydratgehalt: 25g
- Fasergehalt: 8g

26. Ayurvedisch gewürzter Kichererbsen-Gemüse-Eintopf

Zutaten:

- eine Dose Kichererbsen, abgetropft und abgespült
- zwei Tassen gemischtes Gemüse (Süßkartoffeln, Karotten, grüne Bohnen)
- ein Esslöffel Ghee
- eine Zwiebel, fein gehackt
- zwei Tomaten, gewürfelt
- ein Teelöffel Kurkuma
- ein Teelöffel Kreuzkümmelpulver
- ein Teelöffel Korianderpulver
- ein halber Teelöffel Paprikapulver
- Salz und Pfeffer nach Geschmack
- Frischer Koriander zum Garnieren

Anweisungen:

1. In einem Topf Ghee erhitzen und die Zwiebeln darin glasig dünsten.
2. Gemischtes Gemüse hinzufügen und kochen, bis es leicht weich ist.
3. Kichererbsen, Tomaten, Kurkuma, Kreuzkümmel, Korianderpulver, Paprika, Salz und Pfeffer unterrühren.
4. Köcheln lassen, bis das Gemüse gar ist.
5. Vor dem Servieren mit frischem Koriander garnieren.

Kochzeit: 3fünf Minuten

Nährstoffgehalt pro Portion:

- Kaloriengehalt: 300
- Aminogehalt: 12g
- Gehalt an Fettsäuren: 7g
- Kohlenhydratgehalt: 50g
- Ballaststoffgehalt: 12g

27. Ayurvedisches Auberginen- und Linsencurry

Zutaten:

- eine Tasse braune Linsen
- vier Tassen Wasser oder Gemüsebrühe
- eine große Aubergine, gewürfelt
- ein Esslöffel Kokosnussöl
- eine Zwiebel, fein gehackt
- zwei Tomaten, gewürfelt
- ein Teelöffel Ingwer-Knoblauch-Paste
- ein halber Teelöffel Kurkuma
- ein Teelöffel Kreuzkümmelpulver
- ein Teelöffel Korianderpulver
- Salz und Pfeffer nach Geschmack
- Frische Minze zum Garnieren

Anweisungen:

1. Linsen abspülen und in Wasser oder Brühe weich kochen.
2. Kokosöl in einer Pfanne erhitzen und die Zwiebeln goldgelb anbraten.
3. Auberginen, Ingwer-Knoblauch-Paste, Kurkuma, Kreuzkümmelpulver, Korianderpulver, Salz und Pfeffer hinzufügen.
4. Gekochte Linsen und Tomaten einrühren. Köcheln lassen, bis die Auberginen weich sind.
5. Vor dem Servieren mit frischer Minze garnieren.

Kochzeit: 4fünf Minuten

Nährstoffgehalt pro Portion:

- Kaloriengehalt: 320
- Aminogehalt: 15g
- Gehalt an Fettsäuren: 8g

- Kohlenhydratgehalt: 55g
- Fasergehalt: 15g

28. Ayurvedisches Blumenkohl- und Kichererbsen-Masala

Zutaten:

- eine Dose Kichererbsen, abgetropft und abgespült
- ein kleiner Blumenkohl, in Röschen geschnitten
- ein Esslöffel Ghee
- eine Zwiebel, fein gehackt
- zwei Tomaten, püriert
- ein Teelöffel Ingwer-Knoblauch-Paste
- ein Teelöffel Kurkuma
- ein Teelöffel Kreuzkümmelpulver
- ein Teelöffel Korianderpulver
- ein halber Teelöffel Garam Masala
- Salz und Pfeffer nach Geschmack
- Frischer Koriander zum Garnieren

Anweisungen:

1. In einer Pfanne Ghee erhitzen und die Zwiebeln goldgelb anbraten.
2. Ingwer-Knoblauch-Paste hinzufügen und aromatisch kochen.
3. Kichererbsen, Blumenkohl, Kurkuma, Kreuzkümmelpulver, Korianderpulver, Garam Masala, Salz und Pfeffer hinzufügen.
4. Tomatenpüree einrühren. Köcheln lassen, bis der Blumenkohl gekocht ist.
5. Vor dem Servieren mit frischem Koriander garnieren.

Kochzeit: 30 Minuten

Nährstoffgehalt pro Portion:

- Kaloriengehalt: 310
- Aminogehalt: 14g
- Gehalt an Fettsäuren: 7g
- Kohlenhydratgehalt: 50g
- Ballaststoffgehalt: 15g

29. Ayurveda-Curry mit Butternusskürbis und Linsen

Zutaten:

- eine Tasse rote Linsen
- vier Tassen Wasser oder Gemüsebrühe
- ein kleiner Butternusskürbis, geschält und gewürfelt
- ein Esslöffel Ghee
- eine Zwiebel, fein gehackt
- zwei Tomaten, gewürfelt
- ein Teelöffel Ingwer-Knoblauch-Paste
- ein halber Teelöffel Kurkuma
- ein Teelöffel Kreuzkümmelpulver
- ein Teelöffel Korianderpulver
- Salz und Pfeffer nach Geschmack
- Frische Petersilie zum Garnieren

Anweisungen:

1. Linsen abspülen und in Wasser oder Brühe weich kochen.
2. In einer Pfanne Ghee erhitzen und die Zwiebeln goldgelb anbraten.
3. Butternusskürbis, Ingwer-Knoblauch-Paste, Kurkuma, Kreuzkümmelpulver, Korianderpulver, Salz und Pfeffer hinzufügen.
4. Gekochte Linsen und Tomaten einrühren. Köcheln lassen, bis der Kürbis weich ist.
5. Vor dem Servieren mit frischer Petersilie garnieren.

Kochzeit: 40 Minuten

Nährstoffgehalt pro Portion:

- Kaloriengehalt: 290
- Aminogehalt: 13g
- Gehalt an Fettsäuren: 6g
- Kohlenhydratgehalt: 50g
- Fasergehalt: 15g

30. Ayurvedischer brauner Reis und gebratenes Gemüse

Zutaten:

- eine Tasse Vollkornreis, gekocht
- eine Tasse gemischtes Gemüse (Paprika, Brokkoli, Zuckerschoten)
- ein Esslöffel Sesamöl

- ein Esslöffel Tamari (oder Sojasauce)
- ein Teelöffel Ingwer, gerieben
- ein Teelöffel Sesamsamen
- Schalotten zum Garnieren

Anweisungen:

1. In einem Wok oder einer Pfanne Sesamöl erhitzen und gemischtes Gemüse unter Rühren anbraten, bis es weich ist.
2. Gekochten braunen Reis und geriebenen Ingwer hinzufügen. Zum Vermengen schwenken.
3. Mit Tamari beträufeln und mit Sesamsamen bestreuen.
4. Vor dem Servieren mit gehackten Frühlingszwiebeln garnieren.

Kochzeit: 20 Minuten

Nährstoffgehalt pro Portion:

- Kaloriengehalt: 270
- Aminogehalt: 8g
- Gehalt an Fettsäuren: 8g
- Kohlenhydratgehalt: 45g
- Fasergehalt: 8g

Imbisse

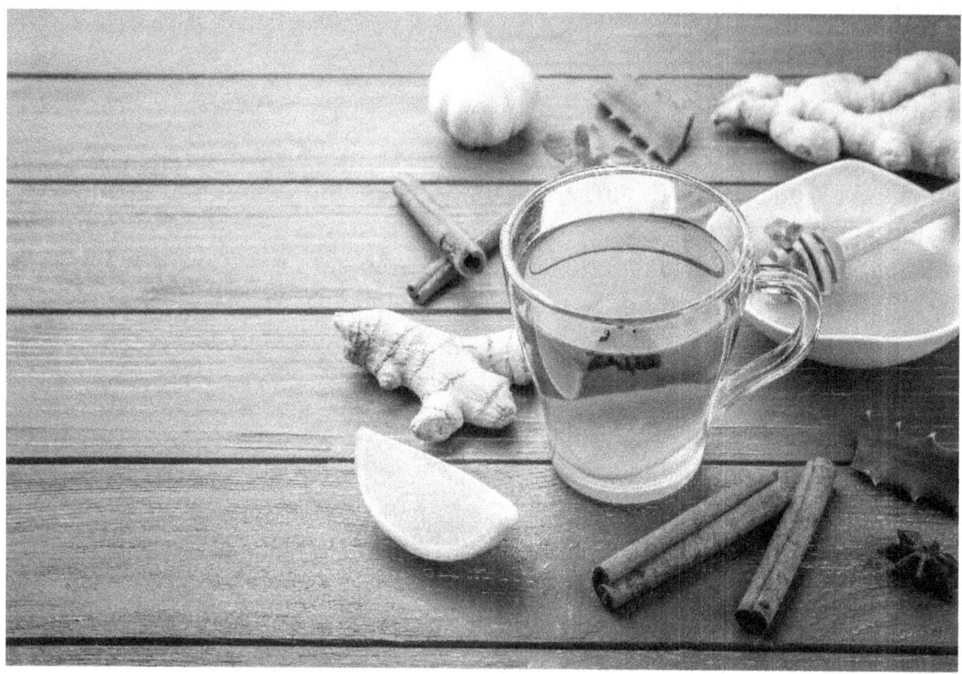

31. Ayurvedische geröstete Kichererbsen

Zutaten:

- eine Dose Kichererbsen, abgetropft und abgespült
- ein Esslöffel Olivenöl
- ein Teelöffel Kreuzkümmelpulver
- ein halber Teelöffel Korianderpulver
- ein halber Teelöffel Paprikapulver
- Salz nach Geschmack

Anweisungen:

1. Den Backofen auf 400°F (200°C) vorheizen.
2. In einer Schüssel die Kichererbsen mit Olivenöl, Kreuzkümmel, Koriander, Paprika und Salz vermengen.
3. Kichererbsen auf einem Backblech verteilen.
4. 25-30 Minuten rösten, bis sie knusprig sind.
5. Vor dem Servieren abkühlen lassen.

Kochzeit: 30 Minuten

Nährstoffgehalt pro Portion:

- Kaloriengehalt: 150
- Aminogehalt: 7g
- Gehalt an Fettsäuren: 7g
- Kohlenhydratgehalt: 15g
- Fasergehalt: 5g

32. Ayurvedische Gemüsescheiben mit Minz-Joghurt-Dip

Zutaten:

- eine Salatgurke, in Scheiben geschnitten
- eine Karotte, in Scheiben geschnitten
- eine Paprikaschote, in Scheiben geschnitten
- eine Tasse Naturjoghurt
- zwei Esslöffel frische Minze, gehackt
- ein halber Teelöffel Kreuzkümmelpulver
- Salz und Pfeffer nach Geschmack

Anweisungen:

1. Gurken-, Karotten- und Paprikascheiben auf einem Teller anrichten.
2. Für den Dip Joghurt, frische Minze, Kreuzkümmel, Salz und Pfeffer in einer Schüssel vermischen.
3. Die Gemüsescheiben mit dem Minz-Joghurt-Dip servieren.

Zubereitungszeit: fünfzehn Minuten

Nährstoffgehalt pro Portion:

- Kaloriengehalt: 120
- Aminogehalt: 5g
- Gehalt an Fettsäuren: 5g
- Kohlenhydratgehalt: 15g
- Fasergehalt: 3g

33. Ayurvedische Mandel-Dattel-Energiekugeln

Zutaten:

- eine Tasse Mandeln
- eine Tasse Datteln, entsteint
- ein Esslöffel Kokosnussöl
- ein halber Teelöffel Kardamom-Pulver
- Kokosraspeln zum Rollen (optional)

Anweisungen:

1. Die Mandeln in einer Küchenmaschine fein mahlen.
2. Datteln, Kokosnussöl und Kardamompulver hinzufügen. Mischen, bis ein klebriger Teig entsteht.
3. Die Masse zu kleinen Kugeln rollen.
4. Optional können die Kugeln in Kokosraspeln gewälzt werden.
5. Mindestens 30 Minuten vor dem Servieren in den Kühlschrank stellen.

Zubereitungszeit: 20 Minuten

Nährstoffgehalt pro Portion:

- Kaloriengehalt: 120
- Aminogehalt: 3g
- Gehalt an Fettsäuren: 7g
- Kohlenhydratgehalt: 12g
- Fasergehalt: 3g

34. Ayurvedisch gewürztes Popcorn

Zutaten:

- eine halbe Tasse Popcorn-Körner
- zwei Esslöffel Ghee
- ein Teelöffel Kreuzkümmelpulver
- ein halber Teelöffel Korianderpulver
- ein halber Teelöffel Kurkuma
- Salz nach Geschmack

Anweisungen:

1. Die Popcornkörner nach der von Ihnen bevorzugten Methode aufpoppen.
2. In einer kleinen Pfanne Ghee schmelzen und Kreuzkümmelpulver, Korianderpulver, Kurkuma und Salz hinzufügen.
3. Das gewürzte Ghee über das gepoppte Popcorn träufeln.
4. Vor dem Servieren durchschwenken, um sie gleichmäßig zu beschichten.

Kochzeit: 10 Minuten

Nährstoffgehalt pro Portion:

- Kaloriengehalt: 100
- Aminogehalt: 2g
- Gehalt an Fettsäuren: 5g
- Kohlenhydratgehalt: 12g
- Fasergehalt: 2g

35. Ayurvedisches Frucht-Chaat

Zutaten:

- ein Apfel, gewürfelt
- eine Banane, in Scheiben geschnitten
- eine Tasse mit Granatapfelkernen
- ein halber Teelöffel Chaat Masala
- ein halber Teelöffel schwarzes Salz
- Frischer Koriander zum Garnieren

Anweisungen:

1. In einer Schüssel Apfelwürfel, Bananenscheiben und Granatapfelkerne mischen.
2. Chaat Masala und schwarzes Salz über die Früchte streuen.
3. Vorsichtig durchschwenken und vor dem Servieren mit frischem Koriander garnieren.

Zubereitungszeit: 10 Minuten

Nährstoffgehalt pro Portion:

- Kaloriengehalt: 90
- Aminogehalt: 1g
- Gehalt an Fettsäuren: 0g
- Kohlenhydratgehalt: 22g

- Fasergehalt: 4g

36. Ayurvedischer Tee aus Kurkuma und Ingwer

Zutaten:

- ein Teelöffel Kurkumapulver
- ein Teelöffel geriebener Ingwer
- ein Esslöffel Honig
- eine Zitrone, entsaftet
- zwei Tassen heißes Wasser

Anweisungen:

1. Kurkumapulver und geriebenen Ingwer in einem Becher vermengen.
2. Gießen Sie heißes Wasser über die Mischung.
3. Honig und Zitronensaft hinzufügen.
4. Gut umrühren und vor dem Genuss ein paar Minuten ziehen lassen.

Zubereitungszeit: fünf Minuten

Nährstoffgehalt pro Portion:

- Kaloriengehalt: 20
- Aminogehalt: 0g
- Gehalt an Fettsäuren: 0g
- Kohlenhydratgehalt: 6g
- Fasergehalt: 1g

37. Ayurvedische geröstete Mandeln mit Sesamkörnern

Zutaten:

- eine Tasse Mandeln
- ein Esslöffel Sesamsamen
- ein Teelöffel Ghee
- ein halber Teelöffel Kurkuma
- ein halber Teelöffel Kreuzkümmelpulver
- Salz nach Geschmack

Anweisungen:

1. Den Backofen auf 180°C (350°F) vorheizen.
2. In einer Schüssel Mandeln mit Sesam, Ghee, Kurkuma, Kreuzkümmelpulver und Salz vermischen.
3. Die Mischung auf einem Backblech verteilen und 10 bis 15 Minuten rösten.
4. Vor dem Servieren abkühlen lassen.

Kochzeit: fünfzehn Minuten

Nährstoffgehalt pro Portion:

- Kaloriengehalt: 150
- Aminogehalt: 6g
- Gehalt an Fettsäuren: 12g
- Kohlenhydratgehalt: 5g
- Fasergehalt: 3g

38. Ayurvedischer Reiskuchen mit Avocado und Rettich

Zutaten:

- ein Reiskuchen
- halbe Avocado, in Scheiben geschnitten
- drei Radieschen, in dünne Scheiben geschnitten
- ein Teelöffel Sesamsamen
- Nieselregen von Olivenöl
- Salz und Pfeffer nach Geschmack

Anweisungen:

1. Den Reiskuchen auf einen Teller legen.
2. Avocadoscheiben und Radieschenscheiben darauf anrichten.
3. Mit Olivenöl beträufeln und mit Sesamsamen bestreuen.
4. Vor dem Servieren mit Salz und Pfeffer würzen.

Zubereitungszeit: fünf Minuten

Nährstoffgehalt pro Portion:

- Kaloriengehalt: 120
- Aminogehalt: 2g
- Gehalt an Fettsäuren: 10g

- Kohlenhydratgehalt: 8g
- Fasergehalt: 3g

39. Ayurvedischer Chia-Samen-Pudding mit Beeren

Zutaten:

- zwei Esslöffel Chiasamen
- eine halbe Tasse Mandelmilch
- ein halber Teelöffel Vanilleextrakt
- Gemischte Beeren für den Belag
- Beträufeln mit Honig

Anweisungen:

1. Chiasamen, Mandelmilch und Vanilleextrakt in einer Schüssel vermischen.
2. Mindestens zwei Stunden oder über Nacht in den Kühlschrank stellen.
3. Mit gemischten Beeren garnieren und vor dem Servieren mit Honig beträufeln.

Zubereitungszeit: zwei Stunden (zum Kühlen)

Nährstoffgehalt pro Portion:

- Kaloriengehalt: 150
- Aminogehalt: 4g
- Gehalt an Fettsäuren: 8g
- Kohlenhydratgehalt: 18g
- Fasergehalt: 8g

40. Ayurvedisches Rote-Bete-Hummus mit Gemüsesticks

Zutaten:

- eine Dose Kichererbsen, abgetropft und abgespült
- eine mittelgroße Rote Bete, geröstet und geschält
- zwei Esslöffel Tahini
- eine Knoblauchzehe
- Saft einer Zitrone
- zwei Esslöffel Olivenöl
- Verschiedene Gemüsesticks zum Dippen (Karotten, Sellerie, Gurken)

Anweisungen:

1. Kichererbsen, geröstete Rote Bete, Tahini, Knoblauch, Zitronensaft und Olivenöl in einer Küchenmaschine zu einer glatten Masse verarbeiten.
2. Den Rote-Bete-Hummus mit verschiedenen Gemüsesticks servieren.

Zubereitungszeit: 20 Minuten

Nährstoffgehalt pro Portion:

- Kaloriengehalt: 180
- Aminogehalt: 6g
- Gehalt an Fettsäuren: 10g
- Kohlenhydratgehalt: 20g
- Fasergehalt: 6g

41. Ayurvedische geröstete Karottenstäbchen mit Kreuzkümmel und Koriander

Zutaten:

- vier Möhren, in Stifte geschnitten
- ein Esslöffel Olivenöl
- ein Teelöffel Kreuzkümmelpulver
- ein Teelöffel Korianderpulver
- Salz und Pfeffer nach Geschmack
- Frischer Koriander zum Garnieren

Anweisungen:

1. Den Backofen auf 400°F (200°C) vorheizen.
2. Karottenstifte mit Olivenöl, Kreuzkümmel- und Korianderpulver, Salz und Pfeffer würfeln.
3. Auf ein Backblech legen und 20 bis 25 Minuten rösten.
4. Vor dem Servieren mit frischem Koriander garnieren.

Kochzeit: fünfundzwanzig Minuten

Nährstoffgehalt pro Portion:

- Kaloriengehalt: 80
- Aminogehalt: 1g

- Gehalt an Fettsäuren: 4g
- Kohlenhydratgehalt: 10g
- Fasergehalt: 3g

42. Ayurvedischer Mungobohnensprossen-Salat

Zutaten:

- eine Tasse Mungobohnensprossen
- eine Salatgurke, gewürfelt
- eine Tomate, gewürfelt
- halbe rote Zwiebel, fein gehackt
- ein Esslöffel Zitronensaft
- ein Esslöffel gehackte Minze
- Salz und Pfeffer nach Geschmack

Anweisungen:

1. Mungobohnensprossen, Gurke, Tomate und rote Zwiebel in einer Schüssel vermengen.
2. Mit Zitronensaft beträufeln und vorsichtig durchschwenken.
3. Gehackte Minze hinzufügen und vor dem Servieren mit Salz und Pfeffer abschmecken.

Zubereitungszeit: fünfzehn Minuten

Nährstoffgehalt pro Portion:

- Kaloriengehalt: 60
- Aminogehalt: 3g
- Gehalt an Fettsäuren: 0g
- Kohlenhydratgehalt: 12g
- Fasergehalt: 3g

43. Ayurvedische gebackene Süßkartoffelchips

Zutaten:

- zwei Süßkartoffeln, in dünne Scheiben geschnitten
- zwei Esslöffel Kokosnussöl
- ein Teelöffel Zimt
- ein halber Teelöffel Muskatnuss
- ein halber Teelöffel Meersalz

Anweisungen:

1. Den Backofen auf 190°C (375°F) vorheizen.
2. Süßkartoffelscheiben mit geschmolzenem Kokosnussöl, Zimt, Muskatnuss und Meersalz vermischen.
3. Auf ein Backblech legen und 20 bis 25 Minuten backen, bis sie knusprig sind.
4. Vor dem Servieren abkühlen lassen.

Kochzeit: fünfundzwanzig Minuten

Nährstoffgehalt pro Portion:

- Kaloriengehalt: 100
- Aminogehalt: 1g
- Gehalt an Fettsäuren: 5g
- Kohlenhydratgehalt: 15g
- Fasergehalt: 3g

44. Ayurvedische Dattel-Nuss-Glückskugeln

Zutaten:

- eine Tasse Datteln, entsteint
- eine halbe Tasse Mandeln
- eine viertel Tasse Walnüsse
- eine viertel Tasse Kokosraspeln
- ein Esslöffel Chiasamen
- ein halber Teelöffel Vanilleextrakt

Anweisungen:

1. Datteln, Mandeln, Walnüsse, Kokosraspeln, Chiasamen und Vanilleextrakt in einer Küchenmaschine zu einem klebrigen Teig verarbeiten.
2. Die Masse zu kleinen Kugeln rollen.
3. Mindestens 30 Minuten vor dem Servieren in den Kühlschrank stellen.

Zubereitungszeit: fünfzehn Minuten

Nährstoffgehalt pro Portion:

- Kaloriengehalt: 120
- Aminogehalt: 3g
- Gehalt an Fettsäuren: 7g

- Kohlenhydratgehalt: 15g
- Fasergehalt: 3g

45. Ayurvedischer Avocado- und Kürbiskerndip

Zutaten:

- zwei Avocados, geschält und entkernt
- eine viertel Tasse Kürbiskerne
- eine Knoblauchzehe
- Saft von einer Limette
- zwei Esslöffel frischer Koriander
- Salz und Pfeffer nach Geschmack

Anweisungen:

1. Avocados, Kürbiskerne, Knoblauch, Limettensaft und Koriander in einen Mixer geben.
2. Mixen, bis die Masse glatt ist.
3. Vor dem Servieren mit Salz und Pfeffer würzen.

Zubereitungszeit: 10 Minuten

Nährstoffgehalt pro Portion:

- Kaloriengehalt: 150
- Aminogehalt: 3g
- Gehalt an Fettsäuren: 12g
- Kohlenhydratgehalt: 10g
- Fasergehalt: 5g

Smoothies

46. Vata-ausgleichender Blaubeer-Glückseligkeits-Smoothie

Zutaten:

- eine Tasse Heidelbeeren (frisch oder gefroren)
- eine Banane
- eine halbe Tasse Mandelmilch
- ein Esslöffel Chiasamen
- ein halber Teelöffel Zimt
- ein viertel Teelöffel Kardamom
- ein Esslöffel Mandelbutter
- Eiswürfel (optional)

Anweisungen:

1. Blaubeeren, Banane, Mandelmilch, Chiasamen, Zimt, Kardamom und Mandelbutter glatt pürieren.
2. Nach Belieben Eiswürfel hinzufügen und erneut pürieren.
3. In ein Glas gießen und die Vata-ausgleichende Güte genießen!

Kochzeit: fünf Minuten

Nährstoffgehalt pro Portion:

- Kaloriengehalt: 250
- Aminogehalt: 5g
- Gehalt an Fettsäuren: 12g
- Kohlenhydratgehalt: 35g
- Fasergehalt: 9g

47. Pitta-Kühlender Mango-Minz-Genuss

Zutaten:

- eine Tasse mit gehackter Mango
- eine halbe Tasse Kokosnusswasser
- eine viertel Tasse frische Minzblätter
- ein halber Teelöffel Limettenschale
- ein Esslöffel Hanfsamen
- ein halber Teelöffel Kokosnussöl

- Eiswürfel (optional)

Anweisungen:

1. Mango, Kokosnusswasser, Minzblätter, Limettenschale, Hanfsamen und Kokosnussöl pürieren, bis eine glatte Masse entsteht.
2. Wenn Sie einen kälteren Smoothie bevorzugen, fügen Sie Eiswürfel hinzu und mixen Sie erneut.
3. Gießen Sie ihn in ein Glas und genießen Sie den erfrischenden, Pitta kühlenden Geschmack.

Kochzeit: fünf Minuten

Nährstoffgehalt pro Portion:

- Kaloriengehalt: 220
- Aminogehalt: 4g
- Gehalt an Fettsäuren: 8g
- Kohlenhydratgehalt: 35g
- Fasergehalt: 6g

48. Kapha-Energie-Smoothie mit grüner Göttin

Zutaten:

- eine Tasse Spinat
- eine halbe Tasse mit Ananasstückchen
- eine halbe Gurke, geschält und in Scheiben geschnitten
- halber Teelöffel Ingwer, gerieben
- ein Esslöffel Leinsamen
- eine halbe Tasse Kokosnusswasser
- Eiswürfel (optional)

Anweisungen:

1. Spinat, Ananasstücke, Gurke, geriebener Ingwer, Leinsamen und Kokosnusswasser glatt pürieren.
2. Für eine kühlere, erfrischende Konsistenz Eiswürfel hinzufügen und erneut mixen.
3. In ein Glas füllen und die Kapha-anregende grüne Köstlichkeit genießen.

Kochzeit: fünf Minuten

Nährstoffgehalt pro Portion:

- Kaloriengehalt: 180
- Aminogehalt: 5g
- Gehalt an Fettsäuren: 8g
- Kohlenhydratgehalt: 25g
- Fasergehalt: 8g

49. Tridoshic Beeren-Rüben-Elixier

Zutaten:

- eine halbe Tasse gemischte Beeren (Erdbeeren, Himbeeren, Brombeeren)
- eine kleine gekochte Rübe, geschält und gewürfelt
- eine halbe Tasse Kokosnussmilch
- ein Esslöffel Hanfsamen
- ein halber Teelöffel Fenchelsamen
- ein Teelöffel Honig (optional)
- Eiswürfel (optional)

Anweisungen:

1. Gemischte Beeren, gekochte Rüben, Kokosmilch, Hanfsamen, Fenchelsamen und Honig pürieren, bis sie glatt sind.
2. Nach Belieben mit Honig süßen.
3. Für einen kühleren Smoothie Eiswürfel hinzufügen und erneut mixen.
4. Gießen Sie ihn in ein Glas und genießen Sie die tridoschische Harmonie.

Kochzeit: 7 Minuten (einschließlich Rübenzubereitung)

Nährstoffgehalt pro Portion:

- Kaloriengehalt: 220
- Aminogehalt: 6g
- Gehalt an Fettsäuren: 12g
- Kohlenhydratgehalt: 30g
- Fasergehalt: 9g

50. Ayurvedischer Kurkuma-Sonnenschein-Smoothie

Zutaten:

- eine Banane
- eine halbe Tasse mit Mangostückchen
- ein halber Teelöffel Kurkumapulver
- ein viertel Teelöffel schwarzer Pfeffer
- ein halber Teelöffel geriebener frischer Ingwer
- eine Tasse Kokosnusswasser
- ein Esslöffel Chiasamen
- Eiswürfel (optional)

Anweisungen:

1. Banane, Mangostücke, Kurkumapulver, schwarzen Pfeffer, geriebenen Ingwer, Kokosnusswasser und Chiasamen pürieren, bis eine glatte Masse entsteht.
2. Für eine gekühlte Variante Eiswürfel hinzufügen.
3. Gießen Sie ihn in ein Glas und genießen Sie den goldenen Glanz dieses ayurvedischen Kurkuma-Sonnenschein-Smoothie.

Kochzeit: fünf Minuten

Nährstoffgehalt pro Portion:

- Kaloriengehalt: 230
- Aminogehalt: 5g
- Gehalt an Fettsäuren: 8g
- Kohlenhydratgehalt: 35g
- Fasergehalt: 8g

Schlussfolgerung

In den letzten Kapiteln von "The Power Ayurveda Cookbook" haben wir uns auf eine transformative Reise durch die uralte Weisheit des Ayurveda begeben und dabei nicht nur die reichhaltigen kulinarischen Köstlichkeiten erkundet, sondern auch die tiefe Verbindung zwischen Geist, Körper und Seele. Am Ende dieser aufschlussreichen Erkundung wird klar, dass Ayurveda nicht nur ein Kochbuch ist, sondern ein ganzheitlicher Leitfaden für ein ausgeglichenes und harmonisches Leben.

Auf den abschließenden Seiten reflektieren wir über das übergreifende Thema des Gleichgewichts, das jeden Aspekt des Ayurveda durchdringt. Vom Verständnis der einzelnen Doshas bis zur Wertschätzung der verschiedenen Geschmacksrichtungen, die zum allgemeinen Wohlbefinden beitragen, dient das Kochbuch als Wegweiser, um die transformative Kraft der ayurvedischen Prinzipien zu nutzen. Es ist eine Einladung, sich auf ein kulinarisches und Wellness-Abenteuer einzulassen, das weit über die Küche hinausgeht und bis in den Kern unseres täglichen Lebens reicht.

Bei der Essenz des Ayurveda geht es nicht nur um das Befolgen von Rezepten, sondern um einen Lebensstil, der sich an den Rhythmen der Natur orientiert und die Einzigartigkeit jedes Einzelnen anerkennt. Durch die Seiten dieses Buches haben die Leser ein tieferes Verständnis für das komplizierte Zusammenspiel der sechs Geschmacksrichtungen, die therapeutischen Eigenschaften von Gewürzen und Kräutern und das heilende Potenzial des achtsamen Kochens gewonnen.

Zum Abschluss dieses Kapitels betonen wir die Anpassungsfähigkeit des Ayurveda an die moderne Welt. Das Buch bietet praktische Einblicke in die nahtlose Integration ayurvedischer Prinzipien in den modernen Lebensstil und räumt dabei mit Mythen und Missverständnissen auf. Die Reise endet nicht mit der letzten Seite, sondern führt die Leserinnen und Leser in eine Welt, in der Ayurveda zu einer leitenden Kraft in ihrem Alltag wird, die Ausgeglichenheit, Vitalität und ein tiefes Gefühl des Wohlbefindens fördert.

Wir schließen mit einer herzlichen Einladung an die Leser, Ayurveda nicht als eine vorübergehende Diät, sondern als einen lebenslangen Begleiter zu betrachten. Die Freude am achtsamen Kochen, die Nahrung aus ayurvedischen Superfoods und die Weisheit, sich den saisonalen Veränderungen anzupassen, sind nicht nur Lektionen, sondern Werkzeuge für ein nachhaltiges, lebendiges Leben.

Abschließend lässt sich sagen, dass "The Power Ayurveda Cookbook" über den Bereich der traditionellen Kochbücher hinausgeht. Es ist ein Zeugnis für die anhaltende Relevanz des Ayurveda in der modernen Welt und bietet einen Fahrplan für ein bewussteres und erfüllteres Leben. Möge die Reise in die ayurvedische Küche und Lebensweise eine Quelle der Nahrung für Körper und Seele sein und ein lebenslanges Engagement für Gleichgewicht, Gesundheit und die tiefe Verbindung zwischen Nahrung und Wohlbefinden fördern.

www.ingramcontent.com/pod-product-compliance
Lightning Source LLC
Chambersburg PA
CBHW080936260726
48661CB00010B/3931